Trudi Thali

Lichtbahnen Heilung

Öffnung und Heilung des Lichtkörpers

mit der spirituellen Meridianbehandlung

WINDPFERD

Haftungsausschluss

Die in diesem Buch beschriebenen Methoden sollen ärztlichen Rat und medizinische Behandlung nicht ersetzen. Lichtbahnen-Heilung hilft dem Körper, sich selbst zu heilen – sie heilt also keine Krankheiten.

Die in diesem Buch vorgestellten Informationen sind sorgfältig recherchiert und wurden nach bestem Wissen und Gewissen weitergegeben. Dennoch übernehmen Autor und Verlag keinerlei Haftung für Schäden irgendeiner Art, die direkt aus der Anwendung oder Verwendung der Angaben in diesem Buch entstehen. Die Informationen in diesem Buch sind für Interessierte zur Weiterbildung gedacht.

4. Auflage 2007

www.windpferd.de

Lektorat: Karin Vial – www.vial.de
Umschlaglayout: Kuhn Grafik, Digitales Design, Zürich
Cover-Illustration von Michaela Nagel
Layout: Marx Grafik & ArtWork
Zeichnungen im Innenteil: Alexandra Fink-Thali und Trudi Thali
Zeichnungen auf den Seiten 120 – 133: Peter Ehrhardt
Gesetzt aus der Adobe Garamond
Gesamtherstellung: Schneelöwe Verlagsberatung & Verlag, Aitrang
Gedruckt auf säurefreiem, chlorfrei gebleichtem Papier
Printed in Germany · ISBN 978-3-89385-466-0

INHALTSVERZEICHNIS

Vorwort

Wie kaum jemals zuvor sieht sich die Menschheit mit Problemen konfrontiert, wie sie in diesem bedrohlichem Ausmasse noch nie da waren. Die Gefahren der Technik, der klimatischen Veränderungen und eine zunehmend geschädigte Natur und Lebensbasis sind nicht mehr zu übersehen. Man dringt in bis dahin unbekannte Weiten des Weltalls und bis in die kleinsten Bausteine des Lebens vor. Der Forschungsdrang ist groß, und die Motivation zielt oft nur auf kurzfristigen Profit und persönlichen Erfolg. Es fragt sich, ob die Ergebnisse unserer Wissenschaft fördernd für das Wohlbefinden der Menschen, der Natur und aller Lebewesen sind. Sind wir nicht dabei, durch Elektrosmog, durch Abgase, durch Stress und Hektik unsere Gesundheit und die natürliche Lebensbasis aufs Spiel zu setzen? Wir sollten nie vergessen, dass allem, was sich auf Erden manifestiert, als unsichtbares Licht eine unbeschreibliche Intelligenz innewohnt, gegen die nicht ungestraft verstoßen werden darf. Veränderungen zum Negativen, wie wir sie jetzt beobachten können, geschehen, wenn die Naturgesetze der schöpferischen Intelligenz nicht beachtet werden.

In dieser Zeit der Transformation und des Umbruchs tröstet es, beobachten zu dürfen, wie sich die Sensibilität der Menschen enorm entwickelt. Die Schleier zur unsichtbaren Lichtwelt werden langsam beiseite gezogen, sodass nun häufiger als zuvor Dinge wahrgenommen werden, die bis vor einigen Jahren noch verborgen waren.

Immer mehr Menschen fühlen sich verbunden mit der Energie und dem Licht der Engel. Viele beginnen durch die Kraft des eigenen Bewusstseins das Leben neu zu gestalten, und fühlen, dass es verwoben ist mit den momentanen Lebensumständen. Insbesondere entwickelt sich ein neues Bewusstsein für den eigenen Körper – ein enormes Potenzial für Gesundheit und Wohlbefinden des Körpers *und* der Seele!

Für mich war es das Lüften des Schleiers, das mich in Verbindung brachte zur unsichtbaren, jedes Lebewesen gleichermaßen mit Licht und Kraft durchströmenden Lichtwelt. So wurde es mir möglich, eine neue Therapie zu entwickeln – die Lichtbahnenarbeit. Sie zielt auf eine gute Durchströmung mit Licht und Lebensenergie und auf das Auflösen von Blockaden in den Meridianen, den Energieleitbahnen. Sie basiert auf der altchinesischen Meridianlehre. Meridiane sind Energieleitbahnen, in denen die Lebenskraft Ch'i im Körper zirkuliert, zugleich sind sie ausgerichtet auf eine kosmische Ordnungsstruktur höherer Lichtebenen. Meridiane sind z. B. Grundlage der Akupunktur, die heute im Westen auch von Schulmedizinern zunehmend anerkannt und praktiziert wird. Ch'i oder Lebensenergie ist für mich Licht und öffnet uns für die hohe Schwingung des universalen Christuslichts. In meiner langjährigen Arbeit und

Erfahrung als Therapeutin konnte ich immer wieder feststellen, dass sanftes Berühren mit den Händen genügt, um den Fluss dieser Energieleitbahnen anzuregen. Ich sehe dann während der Behandlung mit meinem Dritten Auge, wie das Lösen von Blockaden im Energiesystem ein wunderbares Leuchten des farbigen Regenbogenlichtes zur Folge hat. Diese Erfahrung gibt mir die Gewissheit, dass göttliches Licht durch die Leitbahnen unseres Körpers strömt, um Körper und Seele gesund zu erhalten.

Diese Therapie ist eine sanfte Revolution im Gesundheitswesen, denn sie ist einfach, wirkungsvoll und heilend. Sie verbindet das Licht der Seele mit dem Körper. Eine gute Durchströmung von Licht und Kraft ist die Grundlage ganzheitlicher Gesundheit.

Die Lichtbahnenarbeit ist jedermann zugänglich. Wir können sie für uns selbst, aber auch für andere anwenden. Alles, was es braucht, ist ein wenig Grundwissen, eine liebevolle Zuwendung und etwas Zeit. Die Hände dienen hier als wunderbares, natürliches Werkzeug.

Mit diesem Buch möchte ich aufzeigen, wie durch Anregung des Energiesystems, durch Lösen von Blockaden das körperliche und seelische Befinden verbessert werden kann. Licht- und Kraftdurchströmung bilden nicht nur die Basis für die körperliche Gesundheit, sondern erhellen die Seele mit Liebe, Freude und Lebenskraft. Ich wünsche allen Lesern, mit dieser segensreichen Therapie viele positiven Erfahrungen zu machen.

Trudi Thali

Vitznau, im Frühjahr 2002

Einleitung

Zunehmende Sensibilität und Erweiterung des Bewusstseins drängen eine wachsende Anzahl von Menschen, echte Heilung im feinstofflichen Energiebereich zu suchen. Immer mehr Menschen haben durch neue, zukunftsweisende Therapien bei verschiedensten Gesundheitsstörungen beeindruckende Heilerfolge erfahren. Der Grund für die Erfolge dieser neuen Therapien liegt darin, dass Seele und Körper als ein einheitliches System fließender Lebenskraft betrachtet und auch behandelt werden. Ich habe die Lichtbahnenarbeit als neue Therapie entwickelt aus dem Wissen heraus, dass der Körper umgeben ist von einer Aura – einem Energiefeld aus verschiedenen Lichtfrequenzen. Dieses Licht wird durch die Chakras spiralförmig in den Körper hinein transmittiert. Von den Energiezentren aus fließt das Licht durch die Meridiane oder Lichtbahnen in jede Zelle des Körpers.

Ich kann die Ströme der Lebenskraft gut fühlen und auch alle Hindernisse oder Blockaden, die ein harmonisches Strömen in einem Menschen behindern. In den altchinesischen Heilweisen fand ich eine wunderbare Bestätigung meiner Wahrnehmung. So bildet die Lichtbahnenarbeit eine Synthese zwischen östlichem Verständnis der schöpferischen Grundkräfte des Lebens, Yin und Yang, und dem bei uns neu erwachenden Lichtbewusstsein. Grundlage sind die großartigen Erkenntnisse der altchinesischen Kultur, die ihre Wurzeln bis über 6000 Jahre v. Chr. hat. Damals schienen die ersten Kaiser Priester oder Schamanen und zugleich Gottmenschen gewesen zu sein. Durch die ganze altchinesische Kultur zieht sich wie ein roter Faden die Verbundenheit von Kosmos und Erde: Man erkannte die tiefen Geheimnisse der schöpferischen Kräfte des Himmels und ihre Entsprechungen auf der Erde. Im 6. Jahrhundert v. Chr. lebte der große Weise Lao Tse, der Begründer des Taoismus. Die Erkenntnis von zwei sich ergänzenden Grundkräften, dem Yin und Yang, prägte diese Weltsicht auch in Bezug auf den menschlichen Körper. Die Philosophie des Tao beschäftigt sich mit der Fähigkeit, Schwingungsfrequenzen aus höheren Ebenen im Bewusstsein zu integrieren. Die allumfassende Kraft – das Tao – wurde als Licht dargestellt. Die Polaritäten in Einklang zu bringen war für ein ausgeglichenes Leben ihr Ziel.

Noch heute ist das große Wissen der alten Chinesen über die Gesetze schöpferischer Wirkungskräfte im Makro- wie im Mikrokosmos beeindruckend. Sie erkannten, dass Kosmos und Erde, Natur und Mensch nach gleichen „Bauplänen“ eine wunderbare Spiegelung einer unergründlichen schöpferischen Kraftquelle darstellen. Erst heute entdecken wir wieder den tiefen Wahrheitsgehalt dieser uralten Naturphilosophie und schöpfen erneut daraus.

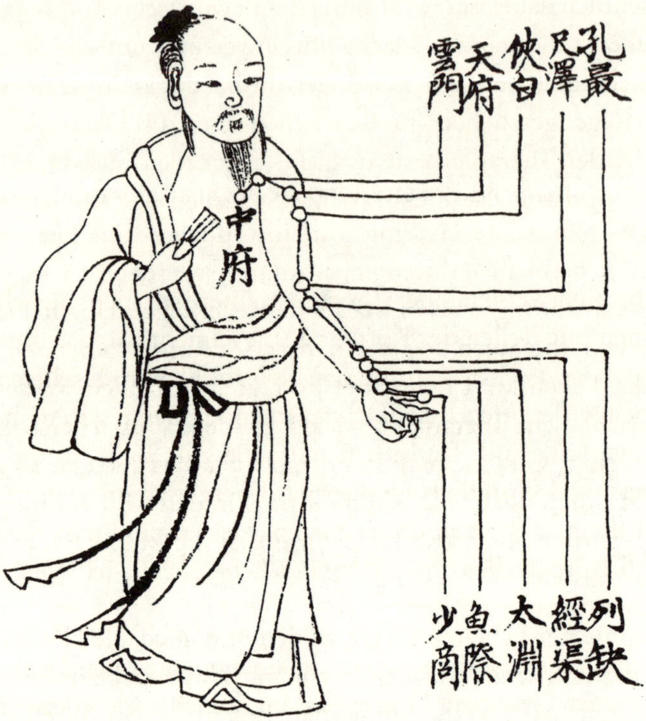

Lungen-Meridian, nach einer altchinesischen Zeichnung

Die Sensitivität muss in diesen alten Zeiten sehr entwickelt gewesen sein – wie sonst hätte man das System der Energieströme von Yin und Yang im Körper erkennen können! Diese sind nur dem geistigen Auge sichtbar oder sensitiv zu erfühlen. Die Erkenntnisse jener Zeit bildeten eine hervorragende medizinische Grundlage, und bereits in der *Han-Dynastie* (202 v. Chr. bis 220 n. Chr.) gab es Karten mit dem genauen Verlauf der Meridiane. Die ersten Therapien bestanden darin, mit Bambussplittern und später mit Nadeln oder Kräutern die Energieströme in den Meridianen anzuregen und wieder in Harmonie zu bringen. Das älteste Werk der chinesischen Medizintheorie, der *„Innere Klassiker des Gelben Fürsten"* wurde im 2. Jahrhundert v. Chr. verfasst. Inzwischen weisen neuere Grabfunde darauf hin, dass therapeutische Instrumente wie Steinnadeln oder Bambussplitter bereits vor 4000 oder gar 6000 Jahren benützt worden sind. Viele medizinische Bücher entstanden in der *Ming-Dynastie* (1368 bis 1644 n. Chr.) Heute finden auch bei uns im Westen die Grundlagen altchinesischer Heilkunst als Traditionelle Chinesische Medizin (TCM) zunehmend Anerkennung.

Bei meiner neuen Energie-Therapie hingegen ist die Behandlung absolut schmerzfrei und sehr entspannend. Ohne Nadeln, ohne Moxibustion, ohne schmerzhaftes Dehnen oder Drücken genügt eine sanfte Berührung mit den Händen, um die Lichtbahnen anzuregen. Wesentlich dabei ist die Öffnung des Bewusstseins für höhere Schwingungsfrequenzen. Liebe ist die stärkste Macht im Universum, und die Strahlungskraft der Hände erhöht sich durch das Licht der Engel, die bei der Lichtbahnenarbeit anwesend sind. Die Heilerfolge „geschehen“ im Geschehenlassen, im Dienst des allumfassenden Lichtes. Das Ziel der Therapie besteht darin, Blockaden in den strömenden Lichtbahnen aufzulösen, damit das Licht erneut alle Zellen des Körpers mit Lebenskraft versorgen kann.

Die ganzheitliche Sichtweise meiner Therapie richtet sich nicht ausschließlich an den einzelnen Organen und Teilen des Körpers aus. Vielmehr sorgt sie für die Versorgung des *ganzen* Körpers *und der Seele* mit einer unvorstellbaren, intelligenten Lichtkraft. Lichtbahnenarbeit wirkt anregend auf das strömende Energiesystem und harmonisiert den *gesamten* Energiezustand. Damit entsteht eine gute Basis für die Selbstheilungskräfte des Körpers. Das Grundwissen über das Energiesystem sollte jedem Menschen zugänglich sein, denn es ist eben dieses System, das zuständig ist für die Versorgung aller Organe und Körperzellen mit Licht und Lebenskraft. Ich werde im Folgenden noch ausführlicher darauf eingehen.

Das Energiesystem unseres Körpers untersteht einer höheren Intelligenz – himmlischen Kräften, die die ewigen Gesetze des Lichtes bis in die kleinste Körperzelle hinein vollziehen. Kosmische Lichtwellen fließen durch den Körper in einem ausgewogenen System von Lichtbahnen. Alles Leben gedeiht durch das Licht; es strömt, fließt und bewegt sich. Unser Körper bleibt durch die unsichtbaren Lichtwellen gesund, lebendig und von Lebenskraft durchströmt, und jedes Organ, jede Zelle des Körpers richtet sich nach den höheren Gesetzen der schöpferischen Intelligenz. Das unsichtbare Licht umflutet den Körper als regenbogenfarbene Aura, nährt den Körper mit Licht- und Lebenskraft und verleiht körperliches und seelisches Wohlbefinden.

Wenn jedoch das kosmische Licht nicht mehr frei strömen kann, verdüstert sich das seelische Befinden, und der Körper leidet unter Müdigkeit und Erschöpfung – einem Mangel an Lebenskraft. Wir fühlen uns nicht mehr in Harmonie mit uns selbst und der Umgebung. Durch die Lichtbahnenarbeit wird der Körper neu eingestimmt, wie ein Instrument, das seinen Ton harmonisch in das große kosmische Orchester einzubringen hat. Die Lichtbahnen sind die Saiten des Instrumentes. Der ganze Kosmos ist wie eine wunderbar klingende Sinfonie, und jedes Lebewesen bringt seinen Ton in diese mächtige Orchestermusik ein. Im Einklang sein mit der kosmischen Musik heißt: durchströmt sein von Licht, Lebenskraft, Freude und Frieden. Dieses alles durchströmende Licht nenne ich *kosmisches Christuslicht*. Es vereint in sich die ganze Schöpfung. Es ist Träger von kosmischer Weisheit und Intelligenz. Geistiges Licht und Lebenskraft durchströmen demzufolge in unserem Energiesystem den irdischen Leib, möchten ihn gesund erhalten und auch die Seele heiter stimmen. So werden in der Lichtbahnenarbeit auch im seelischen Bereich schmerzliche Gefühle wie Angst, Trauer, Enttäuschung, Wut, Ablehnung herausgelöst oder transformiert. Körper und Seele können bei dieser grundlegenden Lichtdurchströmung niemals voneinander getrennt werden. Der Körper ist vielmehr das Instrument des emotionellen Zustandes der Seele. Er drückt das innere Befinden aus.

Gesundheitliche Störungen entstehen, wenn Blockaden im Energiesystem vorhanden sind, Verdichtungen, die das sanfte Strömen der Lebenskraft stören. Nicht nur der Körper leidet darunter, auch die Seele ist davon betroffen. Durch eine einfühlsame Berührung mit den Händen können solche Störfelder aufgelöst und Blockaden des strömenden Energiesystems befreit werden. Dies fördert die Selbstheilungskräfte und verbessert das Befinden oft so nachhaltig, dass es dem Betroffenen wie ein kleines Wunder erscheint. Mit der neuen Therapie habe ich schon unzählige Menschen von jahrelangen, meist erfolglos behandelten Leiden und Schmerzen befreien können. Das vorliegende Buch zeigt, wie auch Sie durch eine wirkungsvolle Lichtarbeit bei sich und anderen das Strömen der Lebenskraft anregen und dadurch eine ganzheitliche Heilung bewirken können.

Das Öffnen der Lichtbahnen ist noch nie so wichtig und unentbehrlich gewesen wie heute. Einerseits entwickelt sich eine hohe Sensibilität, und anderseits sind viele Menschen gezwungen, sich ständig blockierenden elektromagnetischen Störfeldern auszusetzen, die durch Computer und moderne Kommunikationstechnik entstehen. Luft und Äther sind voller Wellen und Störfelder, welche Mensch und Natur gleichermaßen schädigen. Elektrosmog aus der Atmosphäre und aus verschiedensten Geräten verursacht Verdichtungen im Energiesystem, blockiert das Strömen des Lichtes und reduziert deshalb die Lebenskraft enorm. Hier ist die wahre Ursache vom sogenannten „Burnout-Syndrom“ zu suchen. Viele Menschen leiden so an gesundheitlichen Störungen und Erschöpfungszuständen, und oft erfolgen kostspielige Untersuchungen, die keinen organischen Befund aufzeigen. Solche weit verbreiteten Störungen der Energieversorgung des Körpers können durch Lichtbahnenarbeit erfolgreich behandelt werden.

Diese Therapie ist aber nicht nur für diejenigen, die ihre tägliche Arbeit am Bildschirm verrichten müssen, ein wahrer Segen – sie bietet allen Menschen aller Altersgruppen eine hervorragende Möglichkeit, das Wohlbefinden zu steigern und das Energiesystem von Blockaden zu befreien. Lichtbahnenarbeit bedeutet eine Öffnung zur geistigen Lichtquelle. Diese inneren Verbindungen sind unsichtbare Öffnungen zur geistigen Dimension. Der Gottmensch Jesus lebte in inniger Einheit mit dem Urlicht. Die Bibel erzählt von einer wunderbaren Heilung, in der er das kraftvolle Wort „Effatha“ sprach. Es heißt: „Öffne dich!“ (Markus Evangelium, 7. Kap. Vers 34)

„Da brachte man einen Taubstummen zu ihm mit der Bitte, er möge ihm die Hand auflegen. Er nahm ihn vom Volke abseits, legte ihm seine Finger in die Ohren und berührte seine Zunge mit Speichel. Dann blickte er zum Himmel auf, seufzte und sagte zu ihm: Effatha! Das heisst: Tu dich auf! Sogleich öffneten sich seine Ohren, das Band seiner Zunge löste sich, und er redete richtig."

Lassen Sie mich noch einmal zusammenfassen: Durch meine jahrelangen Erfahrungen als Therapeutin habe ich ein System entwickelt, mit welchem das ganze Energiesystem mit den wichtigsten Energieleitbahnen angeregt werden kann, damit Lebensenergie wieder unbehindert fließt – die Lichtbahnenarbeit. Sie geschieht einfühlsam, liebevoll und sanft und mit Unterstützung der Heilengel. Mit den Händen werden blockierte Zonen von energetischen Störfeldern befreit. Die anregende Lichtenergie aus den Fingerspitzen und Handchakras überträgt sich auf das fließende Energiesystem. Das Strömen der Leitbahnen wird aktiviert und somit der gesamte Energiekreislauf. Eine verbesserte Versorgung des Körpers mit Lebenskraft wirkt ganzheitlich: Sie befreit von psychischen wie physischen Schmerzen. Obwohl die Lichtbahnenarbeit eine ausgesprochen sanfte Therapie ist, mindert dies die Wirkungskraft keineswegs. Im Gegenteil – die Heilerfolge sind absolut erstaunlich.

Ein Beispiel aus meiner Praxis

Ich schildere nachfolgend eine solche erstaunliche Heilung. Eine junge Frau wurde mir von einem Arzt geschickt. Sie litt unter heftigen Störungen wie Allergien, sie hatte Kreislaufzusammenbrüche, Krämpfe, und plötzlich wurden ihre Füße blau. Alle ärztlichen Behandlungen brachten nicht den ersehnten Erfolg. Sie ging in ihrer Verzweiflung in eine psychiatrische Klinik. Man machte Computer-Tomographien, fand aber keine Ursache. Keine Medikamente, nichts half ihr bei diesen gravierenden Problemen und Störungen. Sie war sechs Monate lang arbeitsunfähig und wusste nicht mehr, wie das Leben weitergeht.

1. Behandlung (16. Februar 2000)

Im Nacken finde ich eine enorme Blockade. Normalerweise sind in solchen Blockaden entsprechende Emotionen eingebunden. Da ich kein Gefühl von Schreck oder Angst wahrnehme, vermute ich, dass ein schwerer Unfall mit Bewusstlosigkeit die Ursache sein könnte. Ich frage sie danach. Sie antwortet, dass sie vor 7 Jahren einen schweren Autounfall erlitten hat mit inneren Verletzungen und dass sie bewusstlos war. Das Solarplexus-Chakra ist ganz leer und sechs Chakras neu zu integrieren. Die Blockade im Nacken löst sich in der Behandlung, und es beginnt im ganzen Energiekreislauf zu kribbeln wie Kohlensäure im Glas. Sie fühlt eine starke Durchströmung.

2. Behandlung (22. März 2000)
Die junge Frau wirkt sehr entspannt und fühlt sich viel besser. Sie empfindet nach so vielen erfolglosen Behandlungen, dass ihr diese Energietherapie wirklich geholfen hat. Die Verdauung ist noch schwach, sodass sie unter Blähungen leidet. Es sind noch Kopfblockaden zu lösen. Das ganze Energiesystem wird nochmals gründlich gelöst.

Wir hatten im April einen weiteren Termin vereinbart. Sie ruft mich vorher an und berichtet, dass es ihr so gut geht, dass sie keine weitere Behandlung mehr braucht! Wir sind beide sehr dankbar darüber.

Dies ist nur ein Beispiel von vielen. Ich möchte aber betonen: Die Arbeit an den Lichtbahnen ersetzt nicht die herkömmliche, wissenschaftliche Medizin! Sie schließt jedoch eine Lücke im Wissen und Verstehen der wahren Ursachen gesundheitlicher Störungen. Lichtbahnenarbeit stellt die Grundlage her für das körperliche und seelische Wohlbefinden und ist eine dringend benötigte *Ergänzung* zur wissenschaftlichen Medizin. Sie ersetzt sie jedoch nicht – und auch nicht den Arzt. Gehen Sie bei gesundheitlichen Problemen weiterhin zu einem Arzt oder Heilpraktiker Ihres Vertrauens. Die im Folgenden dargestellte neue Lichtbahnenarbeit ist eine *komplementäre* Methode, zur Aktivierung der Selbstheilungskräfte und wirkt deshalb vorbeugend und bei Erkrankungen die Heilung unterstützend.

ERSTER TEIL

Grundlagen zur Lichtbahnenheilung

Yin und Yang
oder das Gesetz der Polarität

Der Himmel ist nicht getrennt von der Erde,
und die Erde ist nicht getrennt vom Himmel.
Beide wirken durch dich hindurch.

BOTSCHAFT DER ENGEL

Yin und Yang

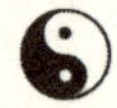

Die altchinesische Weltsicht basiert auf Gesetzen, die in der Natur, im Kosmos und im menschlichen Körper gleichermaßen walten. Nach ihrem Verständnis besteht die ganze Schöpfung aus den beiden sich ergänzenden Grundkräften Yin und Yang. Alle Lebensformen existieren im Spannungsfeld dieser beiden unterschiedlichen Prinzipien. Wo Licht ist, da ist auch Schatten. Yin bedeutet die Schattenseite des Berges, Yang die Sonnenseite des Berges. Beide Prinzipien vereinen sich zu einem Ganzen und streben danach, in Harmonie zueinander zu kommen. Diese Dreiheit ist sowohl in den kleinsten Bausteinen als auch in den Weiten des Kosmos vorhanden.

YIN
ist verdichtend und dem Wesen nach dunkel,
kalt, weiblich, empfangend,

YANG
ist auflösend und dem Wesen nach hell, warm, männlich, verströmend,

CH'I oder Lebenskraft
ist eine zwischen den Gegensätzen oder Polen strömende
subtile Elektrizität.

Wir nehmen meistens durch *Unterscheidungen* wahr: So ist beispielsweise die Temperatur irgendwo zwischen den beiden Extremen Hitze und Kälte, ein Tag zwischen hell und dunkel, der Atem zwischen ein und aus, Emotionen zwischen Liebe und Hass, Mut und Angst usw. Als Mann oder als Frau geboren, verkörpern wir diese Gegensätze und vereinen doch beide Seiten in uns.

Yin	☯	**Yang**
●		☼
weiblich		männlich
passiv		aktiv
Nacht		Tag
Mond		Sonne
Kälte		Wärme
Winter		Sommer
Schatten		Licht
Erde		Himmel

Das Wasser kann uns durch die verschiedenen Aggregatzustände das Zusammenspiel von Yin und Yang gut veranschaulichen: Im extremen Yin-Zustand (Kälte) bildet sich Eis, im extremen Yang-Zustand (Wärme) kocht und verdampft es.

Wie der menschliche Körper untersteht der ganze Planet Erde dem Gesetz von Yin und Yang. Tagsüber strahlt die wärmende, verströmende Sonne (Yang), nachts herrschen Dunkelheit und Kälte, mit dem die Sonne (Yang) reflektierenden Mondlicht (Yin). Auch die Jahreszeiten zeigen dieses Prinzip auf eindrückliche Weise: Im Frühling, nach der Frühlings-Tagundnachtgleiche, wächst das Yang-Prinzip, es wird wärmer, die Natur beginnt zu sprießen und gedeiht unter dem Licht der Sonne. Von der Herbst-Tagundnachtgleiche an gewinnt das Yin-Prinzip immer mehr Wirkungskraft, und der Winter ist ganz im Yin-Prinzip – kalt und unfruchtbar. In den polaren Zonen des Planeten Erde herrscht ein unfruchtbarer, extremer Yin-Zustand, in den heißen Wüsten dagegen ein unfruchtbarer, extremer Yang-Zustand. Wir sehen daran sehr eindrucksvoll, dass Wachstum und Gedeihen nur entstehen können, wenn beide Kräfte in Harmonie zueinander sind! Dies gilt für den Makrokosmos wie für den Mikrokosmos, den menschlichen Körper.

Die erfolgreiche Gesundheitsvorsorge der altchinesischen Medizin besteht darin, eben diese Harmonie im Energiesystem des Menschen herzustellen oder zu bewahren, denn Disharmonie zwischen den beiden sich ergänzenden Grundkräften des Lebens bewirkt Krankheit. Den alten Chinesen verdanken wir das überaus hilfreiche Wissen über die Meridiane, dieses feinstoffliche Energiesystem, welches den Körper wie ein zartes elektrisches Netzwerk durchströmt und mit der notwendigen Lebenskraft versorgt. Lebenskraft oder Ch'i fließt wie ein ganz zarter Strom durch den ganzen Körper hindurch und versorgt alle Zellen. Auch aus der Nahrung, aus der Atemluft und den ererbten Anlagen wird fortwährend neue Lebenskraft geschaffen. Hinter allem wirken nach meiner Erkenntnis die wunderbaren Gesetze des göttlichen Schöpferlichtes.

Die von mir entwickelte Lichtbahnenheilung basiert zwar auf der Erkenntnis der altchinesischen Meridianlehre, es werden aber, wie bereits erwähnt, keine Nadeln oder andere Geräte für die Behandlung gebraucht: Das Auflegen der Hände genügt, um den Strom oder das Ch'i anzuregen und zu harmonisieren. Für mich sind das Ch'i und die Meridiane verbunden mit der hohen Schwingung des Christuslichts. Und hier kommt zu der traditionellen Behandlung der Meridiane nach der Traditionellen Chinesischen Medizin eine neue Dimension hinzu: Es ist die geistige Lichtwelt der Heilengel. Sie stehen im Dienste des Christuslichtes und leiten die Lichtströme in diesem Energiesystem durch den Körper. Die Lichtkraft schöpfen Therapeutin und Therapeut aus der Verbindung zu diesen hohen Lichtwesen, die ihnen helfend beistehen. Im zweiten Teil dieses Buches habe ich im Ablauf der Therapie eine Einstimmung vorgeschlagen, wie das Bewusstsein zur geistigen Lichtwelt geöffnet werden kann.

Niemals werde ich eine Vision vergessen, die mir vor einigen Jahren eine neue Lichtdimension gezeigt hat. Ich sah durch mein Drittes Auge ein über das ganze Universum ausgerichtetes, geometrisches Gitternetz aus weißem Licht. Die Verbindungspunkte der zusammengefügten Ecken bestanden aus dreieckigen Linien. Inmitten des globalen Gitternetzes strahlte ein Kreuz aus goldenem Licht. Ich war damals sehr ergriffen von dieser Vision, konnte aber damals nicht ahnen, dass für die Menschheit eine neue Dimension geöffnet wurde. Jetzt fühle ich immer besser, dass wir mit unserem Bewusstsein aus diesem Licht schöpfen dürfen. Insbesondere die Meridiane in unserem Energiesystem sind auf diese Lichtordnung ausgerichtet. Darum nenne ich diese neue Heilmethode *Lichtbahnenheilung*. Echte Heilung bedeutet für mich letztlich eine neue Ausrichtung von Körper und Geist zur kosmischen Ordnung des Christuslichtes. Ordnende Kräfte oder Engelwesen wirken hierbei als Vermittler zwischen Licht und Materie.

Lichtbahnenheilung ist zudem eine sehr angenehme Behandlung. Sie wirkt wohltuend, entspannend und durch das liebevolle, sanfte Auflegen der Hände auf die Meridianströme des Körpers überaus heilend für seelische oder körperliche Nöte. Alle Heilmethoden, auch diejenigen der Schulmedizin, sollten die wahre Ursache einer Erkrankung als Disharmonie im Energiesystem erkennen. Lichtbahnenheilung wird ohne Zweifel zu einer dringend benötigten, ergänzenden Heilmethode in unserem Gesundheitswesen werden. Sie wird als sanfte Revolution auch die Kostenexplosion positiv beeinflussen.

Die abertausend Wesen,
das ruhende Yin, es trägt sie,
das bewegte Yang, es umfasst sie.
Die allumfassende Lebenskraft
bewirkt harmonischen Einklang.

Lao Tse

Grundkenntnisse über den Lichtkörper

Bewahre und betrachte,
deinen Körper als ein
lichtdurchflutetes,
wunderbares Heiligtum!

Botschaft der Engel

Feinstofflicher und grobstofflicher Körper

Mit den physischen Sinnesorganen nehmen wir nur ein beschränktes Spektrum der Wirklichkeit wahr. Diese materielle Schwingungsebene nennen wir grobstoffliche Welt. Der physische Körper ist grobstofflicher Natur.

Hinter dieser sichtbaren Ebene wirkt jedoch eine unsichtbare Lichtwelt, die aus der göttlichen Lichtquelle hervorbricht und auf wunderbare Weise mit der grobstofflichen Ebene zusammenarbeitet. Hildegard von Bingen beschreibt eine Vision von jubelnden Engelhierarchien und sah neun Ebenen verschiedener Lichtwelten mit ganz spezifischen Aufgaben. Auf geheimnisvolle Weise sind wir mit unserem Bewusstsein in einem stetigem Austausch mit den Wirkungskräften aus der geistigen Welt – ob wir es wahrnehmen oder nicht. Unser feinstofflicher Körper wird dauernd durchflutet von diesem wunderschönen Engellicht. So bewegen wir uns inmitten eines leuchtenden, unsichtbaren Lichtkörpers, unserer Aura, die uns wie ein schützender Lichtmantel umhüllt und den Körper durchdringt. Dieses strömende Licht ist unsere Lebenskraft. Den physischen Augen ist der Lichtkörper verborgen. Er ist aber durch Radiästhesie, d. h. mit dem Pendel, messbar oder durch Hellsichtigkeit, also mit dem Dritten Auge, sichtbar. Er bildet ein Lichtfeld aus zarten Regenbogenfarben von mehreren Metern Durchmesser um den physischen Leib herum. Wir sind also in Wahrheit viel größer, als wir meinen!

Die Schwingung eines Menschen wird oft – ohne dass wir ihn schon gesehen haben – wahrgenommen, wenn er in unsere Aura eintritt. Unsere Energiefelder fließen dann ineinander. Das Energiefeld ist jedoch kein abgeschlossenes System, denn alles in der Schöpfung ist durch das allumfassende Christuslicht miteinander verbunden. Mit dem Bewusstsein können wir uns für diese alles durchdringende Dimension öffnen, wenn es gelingt, die innere Ruhe zu erlangen und einzutauchen in die Einheit außerhalb von Raum und Zeit. Durch tägliches Meditieren entfalten sich die inneren Anlagen.

Im letzten Teil des Buches weise ich auf die Entwicklung medialer Fähigkeiten hin, die in uns allen schlummern und auf Entfaltung warten. Als ob wir in einen immensen Strahlenkörper eingebettet wären, wird alles um uns und in uns mit unendlicher Liebe und Weisheit gelenkt, um in diesem Liebeslicht aufzublühen.

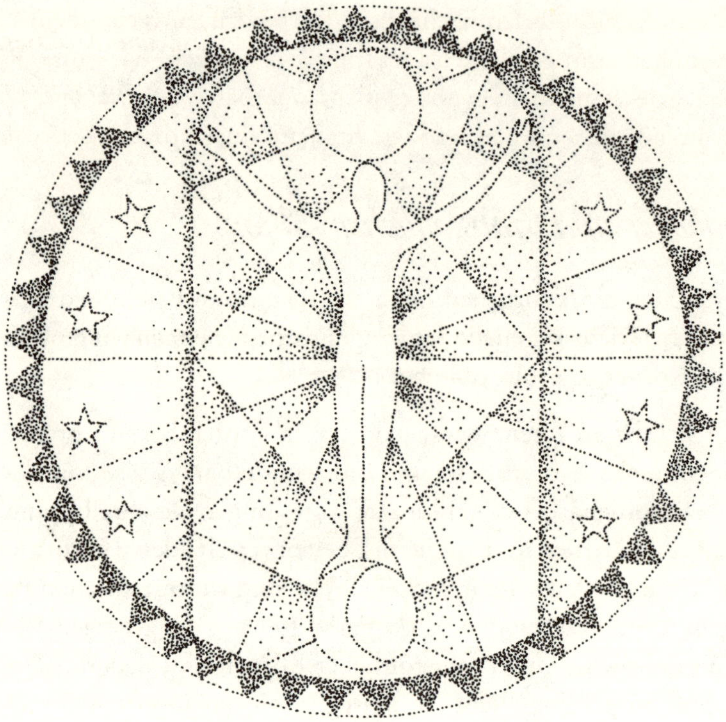

Mensch und Kosmos

Chakras oder Lichtwirbel

Eine sanfte Durchflutung des Körpers mit Licht- und Lebenskraft erfolgt über die Chakras. Sieben Hauptchakras sorgen für das Einströmen des kosmischen Lichtes und bilden zarte, farbige Energiewirbel: Drei Zentren befinden sich am Kopf und fünf verteilen sich über die Wirbelsäule. Die Chakras ziehen kosmisches Licht in den Körper hinein und sind mit den wichtigsten Körperdrüsen verbunden. Chakras sind die Hauptöffnungen zum göttlichen Licht, und sie spiegeln das ganze Spektrum der Lichtbrechung, wie es beim Regenbogenlicht sichtbar wird. Sie sind wie geöffnete Blütenblätter im göttlichen Licht und leuchten am unsichtbaren Lebensbaum.

Yang-Prinzip

Rechte Körperseite
Atmung durch die rechte Nasenöffnung
Pingala-Strom
körperliche Aktivität
Außen
Physisches

Yin-Prinzip

Linke Körperseite
Atmung durch die linke Nasenöffnung
Ida-Strom
geistige Aktivität
Innen
Metaphysisches

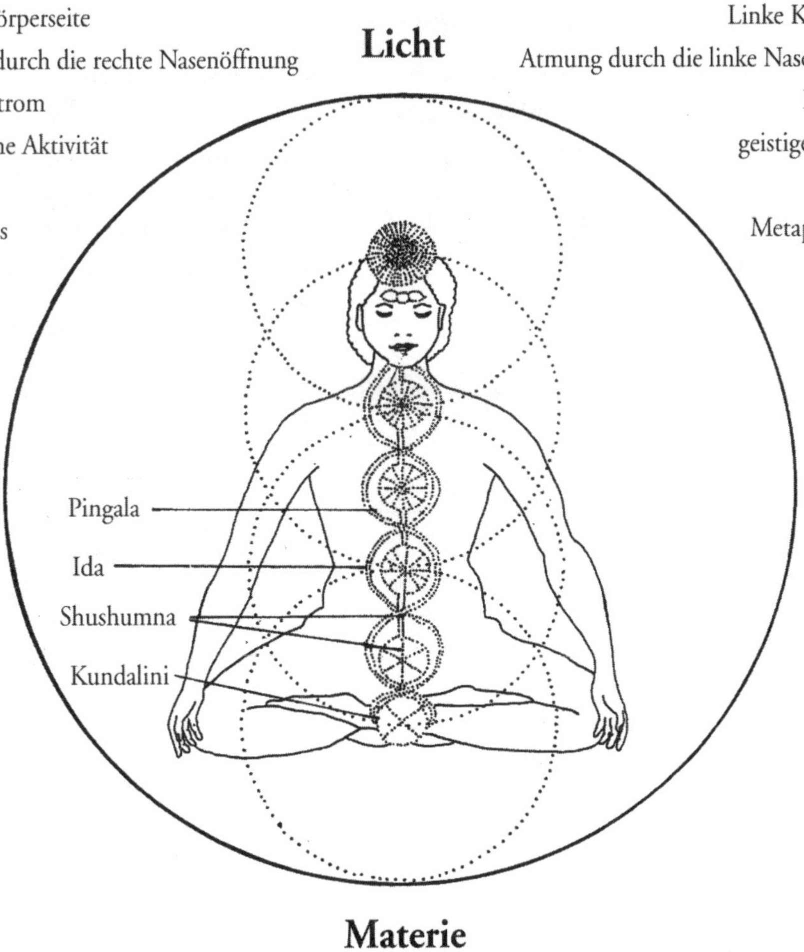

Chakras

Zur Lichtbahnenarbeit gehört, wie es in der praktischen Anleitung beschrieben wird, die Integrierung der Chakras in den kosmischen Lichtstrom. Manchmal drehen sie in die falsche Richtung und sind demzufolge wie nächtlich geschlossene Blüten. Dadurch wird die Lebenskraft erheblich geschwächt. Durch Lichtbahnenarbeit werden die Chakras geöffnet, ausgeglichen und zudem von den Störfeldern negativer Emotionen befreit.

Die beiden Energieströme *Ida* und *Pingala*, die schlangenförmig die Chakras die Wirbelsäule aufwärts umkreisen, haben einen Bezug zum grundlegendsten Yin-Yang-Rhythmus. *Ida* entspricht dem Yin-Prinzip und der linken Körperseite, Pingala dem Yang-Prinzip und der rechten Körperseite. Die aktivierte Energie von *Ida* ermöglicht dem Bewusstsein, sich nach innen zur geistigen Dimension, die von *Pingala* nach außen hin für körperliche Aktivitäten zu öffnen. Der mittlere Kanal *Shushumna* liegt entlang der Wirbelsäule. Er öffnet, wenn er fließt, zur Dimension des göttlichen Lichtes. Diese anzustrebende Harmonie wurde früher als Caduceus, der Schlangenstab des Merkur, dargestellt und dient heute noch als Symbol der medizinischen Berufe.

Die Chakras spiegeln das spirituelle Wachstum eines Menschen in einer verfeinerten Erhöhung ihrer Schwingung. Eine Anhebung der Schwingung erreichen wir durch eine auf spirituelle Werte und Ziele ausgerichtete Lebenshaltung, durch ein Aufhellen unserer Gemütslage durch positives Denken und Fühlen. Meditation, insbesondere das Vaterunser als Chakra-Meditation, verfeinert und verstärkt die Lichtdurchströmung enorm. Das oberste Prinzip unseres spirituellen Wachstums ist immer die Liebe.

Lichtbahnen - Energieleitbahnen - Meridiane

Außer den sieben Hauptchakras haben wir zwölf Lichtbahnen oder Meridiane, deren Verlauf, wie bereits erwähnt, in der altchinesischen Heilkunst aufgezeigt wurde. Sie sorgen als fließendes System – ein Energiekreislauf vom Kopf bis zu den Füßen, von den Füßen in die Brustgegend, weiter durch die Arme zu den Fingern und von den Fingern zum Kopf – für die Verteilung der Lebensenergie, des Ch'i. Die Chakras ziehen das kosmische Licht in den Körper hinein, die Energieleitbahnen verteilen dann durch ein zartes elektrisches Netzwerk die Licht- oder Lebenskraft in alle Körperzellen und in sämtliche Organe. Yin- und Yang-Energie fließen als unterschiedlich gepolte Ströme im ganzen Körper und bildet ein zirkulierendes System aus strömendem Licht.

Der Körper wird parallel – auf der rechten und linken Seite – von sechs Yin-Leitbahnen und sechs Yang-Leitbahnen gleichzeitig durchströmt. Von den Füßen zum Brustbereich und durch die Arme hinab in die Fingerspitzen strömt der *weibliche* Yin-Energiestrom, von den Fingerspitzen zum Kopf hinauf und vom Kopf zu den Füßen hinab strömt der *männliche* Yang-Energiestrom. Über diese zwölf Lichtbahnen regieren zwei Hauptströme, wie sie in den Abbildungen im Anhang dargestellt sind.

Keine Blockaden dürfen das lebendige Strömen behindern! Die beiden Kraftströme Yin und Yang sollten in einem harmonischen Verhältnis zueinander stehen. Leider bilden sich aber oft Blockaden in den Leitbahnen, was sich sofort als gestörtes Wohlbefinden manifestiert und zu seelischen und körperlichen Schmerzen und Krankheiten führen kann. Eben diese Blockaden sind die wahren Ursachen von gesundheitlichen Störungen!

Wenn Lichtbahnen verdichtet oder verstopft sind, geschieht dasselbe wie bei einem Bewässerungssystem, in dem sich irgendwo Wasser staut. Gestautes Wasser sammelt sich an, die Folge davon ist eine Überschwemmung. Die Wassermenge jenseits des Staus verringert sich in dem Maße, wie es auf der anderen Seite gestaut ist. Das Gleiche kann im Körper geschehen, wenn Leitbahnen blockiert sind. Gewisse Körperteile haben zu viel, andere wiederum zu wenig Energie. Körper und Seele reagieren mit Unbehagen oder Schmerzen auf solche Disharmonien.

Die von mir über Jahre hinweg erprobte Behandlung der Lichtbahnen ist eine sehr wirksame Methode, um solche Blockaden aufzulösen, damit der Körper wieder mit genügend Lebenskraft versorgt wird. Aber nicht nur der Körper, auch die Seele gesundet durch die Beseitigung der energetischen Blockaden. Lebensfreude und Heiterkeit sind

Meridiane – zirkulierende Lichtbahnen

(hier nur eine Körperseite dargestellt)

Yin-Energie	Yang-Energie	Yang-Energie	Yin-Energie
↓	↓	↓	↓
Von der Brust zu den Fingern strömend	Von den Fingern zum Kopf strömend	Vom Kopf zu den Füßen strömend	Von den Füßen zur Brust strömend
↓	↓	↓	↓

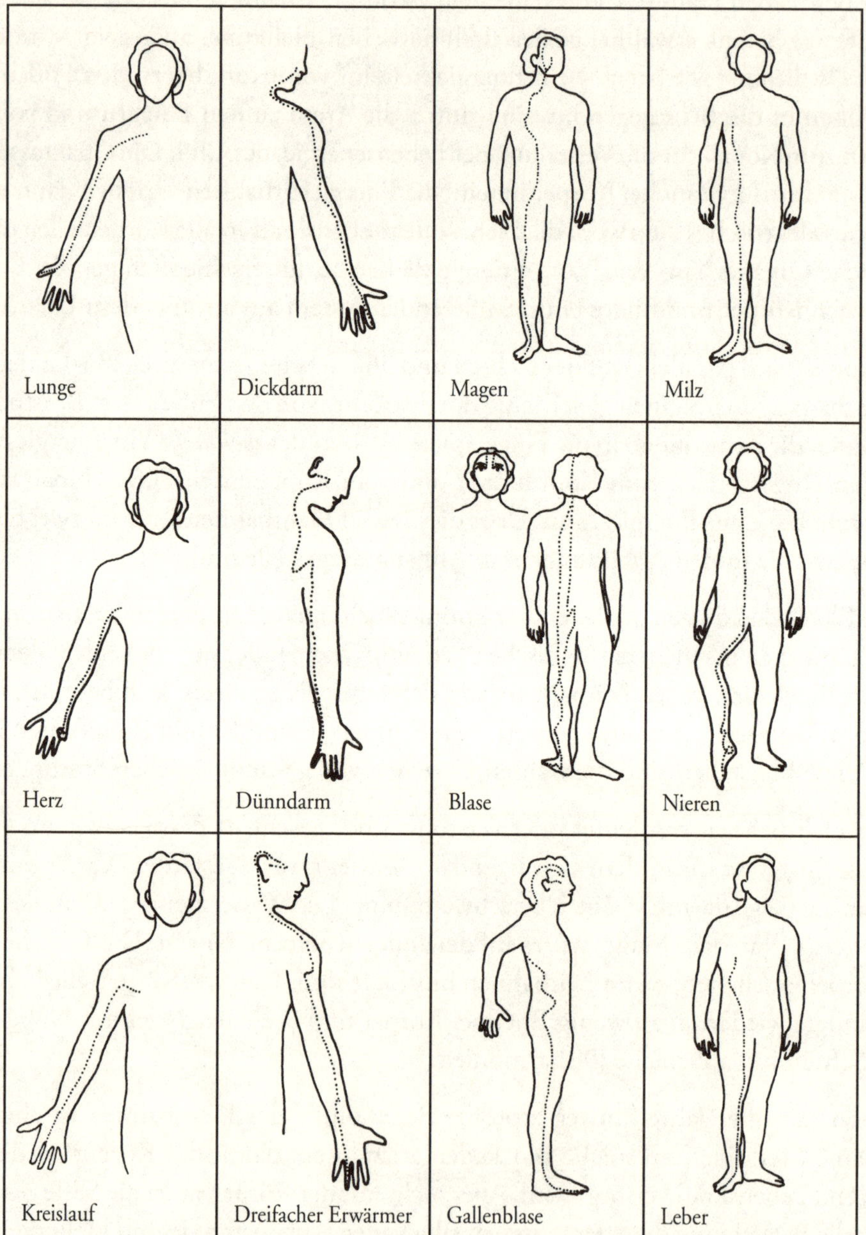

Energien des Lichtes und können nicht vom körperlichen Befinden getrennt werden. Jedes Unwohlsein, jeder Schmerz, jede depressive Verstimmung, ja sogar jedes negative Gefühl ist eine Blockade im fließenden Strom der Lebensenergie. Ein unsichtbares, wunderbares Netzwerk verbindet den Körper mit geistiger Lichtenergie. Das seelische und körperliche Befinden ist untrennbar verwoben mit diesem fließenden Lichtsystem, und Blockaden verursachen nicht nur körperliche Beschwerden, sie verdunkeln eben auch das seelische Befinden.

Wir haben gesehen, dass die Lebenskraft in den Meridianen in einem Kreislauf zirkuliert. Es ist ähnlich wie bei einem Baum, wobei die Hände mit den Ästen und Blättern eines Baumes verglichen werden können, die das Sonnenlicht aufnehmen. Von den Händen strömen je drei Yang-Lichtströme durch die Arme zum Kopf. Dort wird die Lebenskraft in drei andere Yang-Bahnen weitergeleitet und auf beiden Körperseiten bis zu den Füßen transportiert. Wie die Wurzeln eines Baumes Wasser und Nährsalze aus dem Boden ziehen und durch eine Osmose nach oben transportieren, nimmt der Mensch Yin-Energie vom Boden auf. Von den Füßen strömen je drei Yin-Bahnen durch die Beine empor bis zur Brust. In der Brustgegend übernehmen drei weitere Yin-Energieleitbahnen den Lichtstrom und leiten ihn in die Fingerspitzen. Dort schließt sich das Energiesystem. Ein stetiges Strömen dieser zwölf Lichtbahnen schenkt dem

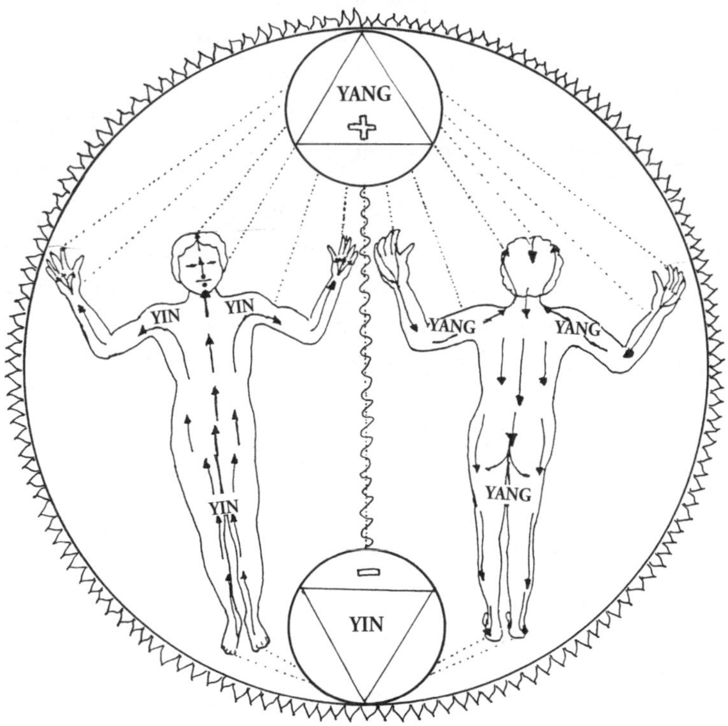

Yin und Yang – Ströme des Lebens

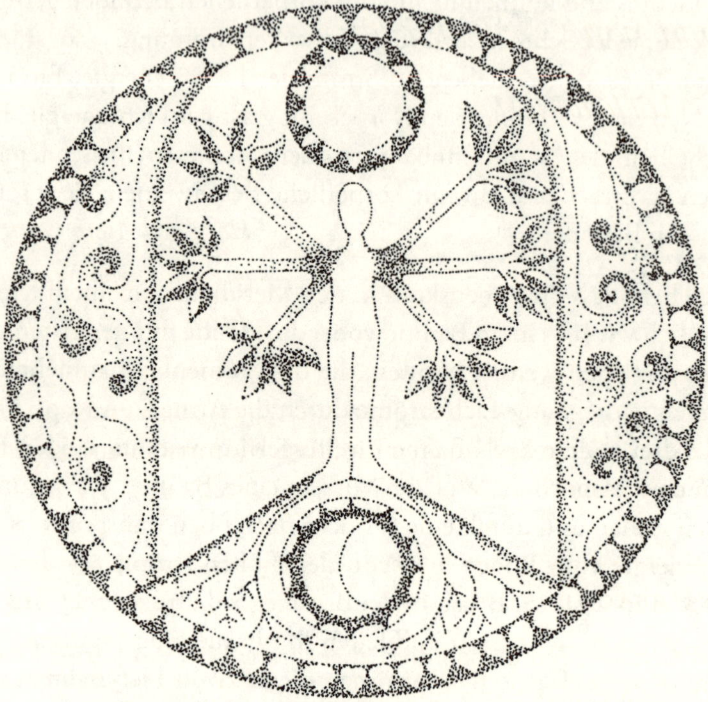

Mensch und Baum

Körper eine überaus intelligente Lebenskraft, die genau weiß, wie der Körper lebendig und gut funktionierend erhalten bleibt. In alle Zellen, Organe und Körperteile wird so zirkulierend Energie und Lebenskraft eingebracht.

Durch eine Lichtbahnenbehandlung, die wir anderen geben, lernen wir auch den eigenen Körper besser wahrzunehmen, das Energiesystem zu erfühlen und die Lebensströme zu aktivieren. Auf diese Weise kann viel zu einem erfüllten Leben beigetragen werden. Sie, liebe LeserInnen, erfreuen sich einer besseren Gesundheit – und dies kostengünstig und in Eigenverantwortung! Strömendes Licht wandelt das seelische wie auch das körperliche Befinden zum Besseren – bei sich selbst genauso wie bei anderen. Im dritten Teil des Buches gebe ich ein paar hilfreiche Ratschläge für die Lichtbahnenarbeit an sich selbst.

Ursachen von Blockaden in den Meridianen

Gehe in die Stille, geliebte Seele!
Höre den Atem Gottes
wie ein zarter Windhauch
durch dich strömen.

Botschaft der Engel

Was sind nun diese äußeren und inneren Einflüsse, die fortwährend auf das strömende Energiesystem einwirken?

Seelische Ursachen

Gedanken und *Gefühle* beeinflussen die Lebenskraft. Hier ein kurzer Überblick über die subtilen Zusammenhänge von Emotionen und Lebensenergie:

Wut und *Ärger* bringen die Lebenskraft nach oben

Kummer und Sorgen stauen die Lebenskraft

Trauer und *Schwermut* erschöpfen die Lebenskraft

Angst lässt die Lebenskraft nach unten sinken

Freude im Übermaß zerstreut die Lebenskraft

Besonders die Organe *Herz und Leber* reagieren sehr empfindlich auf starke Emotionen!

Wenn jemand einen roten Kopf bekommt und die Zornesader an den Schläfen anschwillt, sind dies unverkennbare Anzeichen von Wut: Wir sehen, wie dadurch die Lebenskraft nach oben steigt. Häufig kommt es vor, dass nach dem Tod eines geliebten Partners der zurückgebliebene Partner binnen kurzer Zeit nachfolgt, weil Trauer seine Lebenskraft erschöpft hat. Ein Ereignis, das Schreck und Angst erzeugt, kann zu Inkontinenz (unkontrollierter Harnabgang) führen, weil die Lebenskraft nach unten sinkt. Eine extrem überschäumende Freude könnte einen plötzlichen Herzstillstand auslösen, wenn die Lebenskraft zu stark zerstreut wird.

Aus dieser Betrachtung erkennen wir, dass Lebensenergie innig mit dem seelischen Befinden verbunden ist. Strömende Lebensenergie entspricht dem Prinzip der Liebe. Blockaden verdunkeln das Licht und schwächen die Lebenskraft.

Wachstum und Entfaltung zum Licht hin erfordert ein aufmerksames Betrachten der eigenen Gedanken. Gedanken und Vorstellungen sind schöpferische Kräfte, und das Leben richtet sich weitgehend danach aus. Sie bilden Resonanzfelder in der Aura und ziehen dasjenige an, was gedanklich genährt wurde. Gefühle entstehen den Gedanken entsprechend positiv oder negativ. (Mehr darüber erfahren Sie im letzten Teil des Buches.) Die geistigen Helfer wirken jedoch mit unvorstellbarer Weisheit und bringen uns mit Menschen zusammen, die entweder den eigenen Seeleninhalt spiegeln oder die uns helfen, uns weiter zu entwickeln. Oft sind seelische Entwicklungsprozesse begleitet von Leiden. Leiden läutert die Seele oder gibt die notwendige Kraft, Veränderungen im Leben vorzunehmen.

Traumata gehören zu den wichtigsten Ursachen von Energieblockaden und körperlichen Beschwerden. Häufig sind es Unfälle, die das Energiesystem und die Chakras mit Emotionen wie Angst, Schreck oder Ablehnung belasten. Es sind dabei vorwiegend jene Gefühle, deren Schmerz bei einem Unfall oder sonstigem Ereignis nicht gefühlt wurde und die demzufolge als Störfeld gespeichert wurden.

Äussere Ursachen

Tagtäglich sind wir aber nicht nur Gefühlen, sondern auch äußeren Einflüssen ausgesetzt. Es sind nicht immer nur die zu bewältigenden Konflikte mit den Mitmenschen, vielmehr leben wir mit *Geräten* und *Umgebungen*, die elektromagnetische Strahlungen aussenden. Diese Strahlungen sind oft zu stark für unser eigenes, sensibles Netzwerk von zarten elektrischen Leitbahnen. Sie verursachen ein Zusammenballen, ein Verdichten unserer Lichtbahnen hauptsächlich im Bereich des Halses, des Kopfes und Oberkörpers. Solche Blockaden stören dann das Energiesystem im ganzen Körper. Sie trennen uns zudem vom nährenden Licht, von der Lichtwelt der Engel. Das seelische Befinden wird verdüstert, und die Gesundheit des Körpers leidet darunter.

Auch Narben können das Energiesystem stark stören. Wenn durch einen Unfall oder eine Operation Narben den Verlauf einer oder mehrerer Leitbahnen durchtrennen, entstehen Blockaden im ganzen System.

Manchmal sind die Ursachen von Energieblockaden in geomantischen Störzonen zu finden, besonders wenn die Schlafzone belastet ist. Computer sollten nie im Schlafbereich aufgestellt werden.

Auch Drogen, Alkohol, ungesunde Ernährung können Ursachen von Energieblockaden sein. Es versteht sich von selbst, dass jeder Raubbau an der Gesundheit das Energiesystem belastet.

Ursachen von Blockaden können also sein:

Seelische Schmerzen und Belastungen, Kummer, Ärger und Sorgen, negatives Denken und Fühlen

Seelische Entwicklungsprozesse zur Läuterung des Seelenlichtes

Traumata, d. h. seelische Erschütterungen, die lange zurückliegen und im Energiesystem gespeichert sind als Ängste, Ablehnung, Schreck, Trauer, Wut oder Ekelgefühl

Elektrosmog aus dem Äther, aus Computern, Handys, Fernsehapparaten, Antennen und allen elektrischen Geräten und Leitungen

Umgebungen, die nicht im Einklang mit der kosmischen Harmonie sind, wie geomantische Störzonen, Wasseradern, disharmonische Arbeitsplätze

Unfälle, körperliche Verletzungen, Narben, Drogen

Falsche Ernährung und wenig Bewegung an der frischen Luft

Körperliches Unwohlgefühl und seelisches Leid zeigen, dass das Energiesystem nicht mehr genügend mit dem lebendig erhaltenden Lichtstrom durchflutet wird. Das Leiden ist ja dazu da, eine Korrektur vorzunehmen, damit Körper und Seele erneut in der kosmischen Lichtordnung schwingen.

Mit der Lichtbahnenarbeit können wir einen positiven Beitrag leisten zum Wohle der Mitmenschen und von uns selbst. Bedenken wir jedoch dabei, dass die großen Zusammenhänge von seelischen Aufgaben und Prozessen, die in einem Leben zu lösen sind, uns nicht immer klar ersichtlich sind. Es gilt jedoch in Demut unter der Mitwirkung von Heilengeln dasjenige zu tun, was in unseren Möglichkeiten steht.

⏩ **Strömendes Licht** bewirkt Wohlbefinden, Lebensfreude und Gesundheit im seelischen und körperlichen Befinden.

⏭ **Blockiertes Licht** bewirkt Unwohlgefühl, Leiden und Schmerzen im seelischen wie im körperlichen Befinden.

Machen Sie sich mit den Grundlagen der Meridianverläufe bitte soweit vertraut, dass Sie wissen, wo die sechs Yin- und die sechs Yang-Meridiane verlaufen. Für die Lichtbahnenarbeit reicht dies aus. Der Grund ist einfach: Jede Lichtbahnen-Behandlung in der seit vielen Jahren von mir erprobten und gelehrten Abfolge stimuliert das gesamte Energiesystem und bewirkt Durchströmung mit Lebenskraft. Es hat sich gezeigt, dass detaillierte Kenntnisse zu Verlauf, Verzweigungen oder Akupunkturpunkten für den Erfolg einer Behandlung keineswegs erforderlich ist. Die meisten Meridiane haben verschiedene Äste und Verzweigungen zu den entsprechenden Organen. Ich beschränke mich für die Lichtbahnenarbeit und die Darstellungen hier jedoch auf die Hauptströme. Im Anhang finden Sie Abbildungen mit dem genauren Verlauf der Meridiane. (Im Literaturverzeichnis finden Sie auch weiterführende Literatur).

Strömendes Licht - Blockiertes Licht

STRÖMENDES LICHT = POSITIVE KRÄFTE

BLOCKIERTES LICHT = NEGATIVE KRÄFTE

Auf dieser Tabelle sehen Sie als Zusammenfassung, wie negative Eigenschaften durch Lichtbahnenarbeit zum Guten gewandelt werden können, wenn Blockaden in den entsprechenden Meridianen gelöst werden. Im äußeren Kreis sind die negativen und im inneren Kreis die positiven Kräfte dargestellt. Gefühle unterstehen der kosmischen Lichtordnung, die reinste Liebe ist.

Zudem ersehen Sie die Reihenfolge der zirkulierenden Energie in den Meridianen im Uhrzeigersinn der Darstellungen.

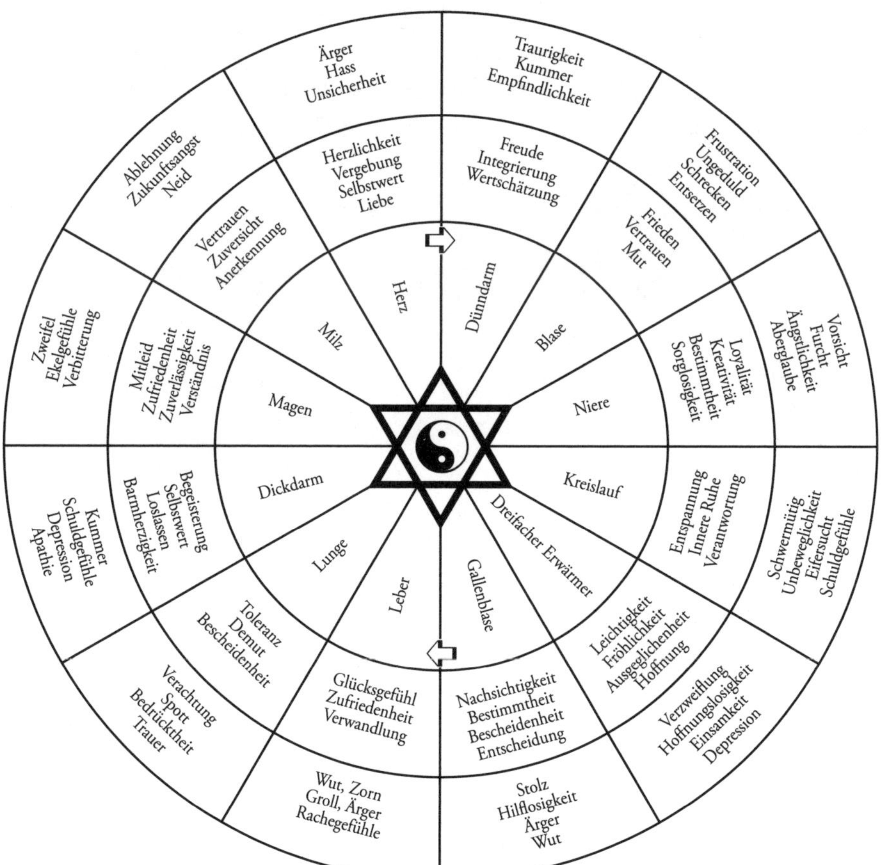

Blockaden in den Meridianen und Krankheiten

Die nachfolgenden zwei Abbildungen geben Ihnen einen Überblick über die Zusammenhänge zwischen bestimmten Krankheitsmustern und Leitbahnen. Ich habe in der ersten Abbildung alle Yang-Meridiane zusammengestellt, in der zweiten alle Yin-Meridiane. Die beiden Hauptgefäße – das Diener-Gefäß, regierend über alle Yin-, und das Lenkergefäß, regierend über alle Yang-Leitbahnen – sind ebenfalls dargestellt.

So wenig wir bei der Lichtbahnenheilung nur einzelne Körperorgane oder Teile behandeln, können auch Krankheiten nicht nur an einem einzelnen Meridian behoben werden. Wahre Heilung geschieht durch ein unbehindertes Fließen von Lebenskraft im *gesamten* System. Dieses heilende Strömen der Lebensenergie, das eine gute Versorgung des Körpers mit Licht- und Lebenskraft ermöglicht, gibt dem Körper die Kraft, sich selbst zu heilen – durch eine Verbesserung des Stoffwechsels, der Hormontätigkeit und Stärkung des Immunsystems!

Der von mir erprobte Behandlungsablauf gibt Ihnen die Gewissheit, dass bei einer Behandlung alle Lichtbahnen und alle Organe neu mit Lebenskraft durchströmt werden. Ihre Kenntnisse über das strömende Lichtbahnen-System lassen Sie verstehen, warum Schmerzen am Knie durchaus durch eine Blockade im Nacken entstehen können oder Kopfschmerzen durch eine Blockade im Unterbauch. Machen Sie sich mit den Abbildungen gut vertraut!

Heilkraft durch Lichtbahnenheilung bei Krankheiten

6 Yang-Energieleitbahnen

mit Gouverneur = Lenker aller Yang-Meridiane

Dünndarm-Meridian
Verdauungsbeschwerden
Pobleme im Kieferbereich
Ohrensausen
Taubheitsgefühl in den Fingern
Nackenverspannungen
Schmerzen im Bereich
des Energieflusses

Dreifacher Erwärmer-Meridian
Erkrankungen am Ohr
Gleichgewichtsstörungen
Ohrensausen
Verdauungsbeschwerden
Erschöpfungszustand
„Burn-out-syndrom"
Gelenkprobleme
Körpertemperatur disharm.
Schmerzen im Bereich
des Energieflusses

Blasen-Meridian
Augenschwäche
Kopfschmerzen
Nackenverspannungen
Rückenschmerzen
Ischias
Urogenital-Erkrankungen
Schmerzen im Bereich
des Energieflusses

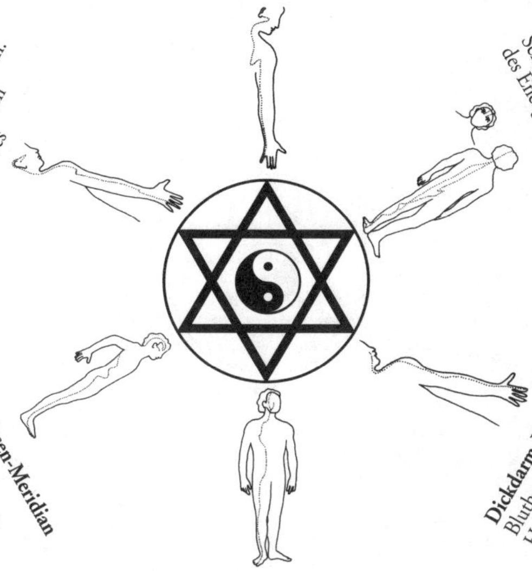

Gallenblasen-Meridian
Augendruck
Ohrenerkrankungen
Kopfschmerzen
Nackenverspannungen
Leber- und Gallenblasenerkrankungen
Hüftgelenkschmerzen
Knieschmerzen
Stau in Beinen
Rückenschmerzen
Schmerzen im Bereich
des Energieflusses

Dickdarm-Meridian
Bluthochdruck
Hals- und KieferProbleme
Darmentzündung
Trigeminusneuralgie
Verstopfung, Durchfall
Zahnschmerzen
Schmerzen im Bereich
des Energieflusses

Magen-Meridian
Allergien
Augenerkrankungen
Hals- oder Zahnschmerzen
Brustdrüsenerkrankungen
Magen- und Darmbeschwerden
Migräne
Gelenkschmerzen
Hautprobleme
Kiefergelenkverspannungen
Knie- oder Beinschmerzen
Schmerzen im Bereich
des Energieflusses

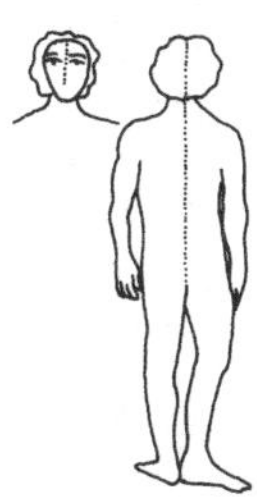

Gouverneur- oder Lenker-Gefäß
Infektionskrankheiten
Erkältung
Nasenbluten
Kopfschmerzen
Rückenschmerzen
Müdigkeit
Bronchitis
Nervenschwäche
Urogenital-Erkrankungen
Schmerzen im Bereich des Energieflusses

Heilkraft durch Lichtbahnenheilung bei Krankheiten

6 Yin-Energieleitbahnen

mit Konzeptionsgefäß = kontrolliert alle Yin-Meridiane

Herz-Meridian
Angstzustände
Kreislaufbeschwerden
Bewusstlosigkeit
Nervenschwäche
Herzerkrankungen
Schlaflosigkeit
Schmerzen im Bereich
des Energieflusses

Milz-Meridian
Allergien, Ekzeme
Blähungen
Darmentzündungen
Magenschmerzen
Störungen des Wassers- und Bluthaushaltes
Wechseljahrbeschwerden
Hämorrhoiden, Bettnässen
Venenerkrankungen
Schmerzen im Bereich
des Energieflusses

Nieren-Meridian
Urogenital-Erkrankungen
Wasserstau
Muskelschwäche der Beine
Gleichgewichtsstörungen
Nieren- und Blasenentzündungen
Bettnässen, Impotenz, Rückenschmerzen
Menstruationsstörungen
Ohrenerkrankungen, Bluthochdruck
Schmerzen im Bereich
des Energieflusses

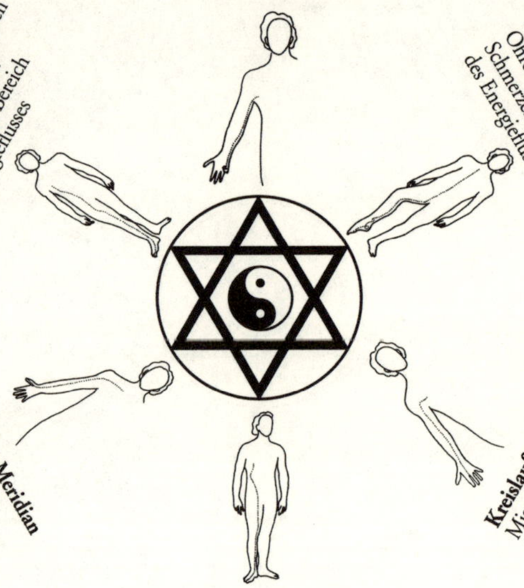

Lungen-Meridian
Asthma
Atemnot
Husten
Kopfschmerzen
Lungen
Mund- und Rachen
Schmerzen im Bereich
des Energieflusses

Kreislauf-Meridian
Migräne
Epilepsie
Gehirnerkrankungen
Angina Pectoris
Schluckauf
Durchblutungsstörungen
Lähmungen
Übelkeit mit Erbrechen
Erschöpfungszustände
Kreislaufkollaps
Schmerzen im Bereich
des Energieflusses

Leber-Meridian
Migräne
Leber- und Gallenblasenleiden
Scherzen im Brustraum
Rückenschmerzen
Menstruationsstörungen
Harnwegentzündungen
Dysurie
Impotenz
Bluthochdruck
Epilepsie
Schmerzen im Bereich
des Energieflusses

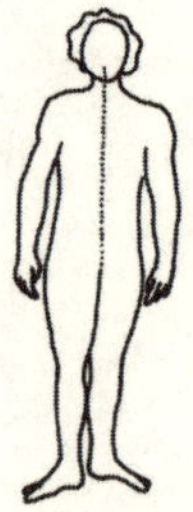

Konzeptions- oder Diener-Gefäß
Asthma
Wechseljahrbeschwerden
Bluthochdruck
Blähungen
Frigidität, Impotenz
Verdauungsprobleme
Sprechstörungen
Heiserkeit
Urogenital-Probleme
Herz-Lungenkrankheiten
Schmerzen im Bereich des Energieflusses

Ein Beispiel aus meiner Praxis

Bevor wir uns dem praktischen Teil der Lichtbahnenarbeit widmen, schildere ich Ihnen noch ein Beispiel aus meiner Praxis. Dazu möchte ich nochmals betonen, dass ich immer eine ganze Behandlung durchführe – egal, welche Schmerzen oder Probleme der Klient hat. Für mich ist der ganzheitliche Mensch ein gesamtes System von strömender Lebenskraft. Die Lichtbahnen-Behandlung mache ich jeweils so, wie ich sie im nachfolgenden praktischen Teil des Buches beschreibe.

1. Behandlung
Meine Klientin leidet seit vielen Jahren unter Psoriasis auf der Kopfhaut. Die Haut ist verkrustet, und die Haare wachsen nur noch spärlich. Zudem leidet sie unter verschiedensten Allergien. Blütenstaub oder ganz unterschiedliche Nahrungsmittel lösen heftige Reaktionen aus. Das linke Hüftgelenk schmerzt sehr beim Gehen.

Seit Jahren hat sie viele Therapien gemacht. Medikamente, Salben, Homöopathie, Bioresonanz usw. Alles brachte keine Linderung ihrer gravierenden Probleme.

Die vier unteren Chakras werden umgepolt. Der Gallenblasen-Meridian ist auf der linken Körperseite stark blockiert. Dies beeinflusst das Hüftgelenk sehr negativ. Eine starke Blockade im Nacken, verbunden mit einem Gefühl von Ablehnung im Solarplexus-Chakra, weist auf ein Trauma hin. Ich sehe, dass etwas in ihrer Schulzeit vorgefallen war. Sie erzählt, dass sie in der Schule viel ausgelacht wurde, weil sie Übergewicht hatte. Das Gefühl von Ablehnung löse ich aus dem Solarplexus-Chakra, indem ich die Stelle der Blockade im Nackenbereich so lange mit den Fingerspitzen berühre, bis sie sich auflöst. Ich mache den ganzen Ablauf der Lichtbahnenbehandlung.

2. Behandlung (4 Wochen nach der 1. Behandlung)
Das Befinden hat sich enorm verbessert. Allerdings hat meine Klientin nach der ersten Behandlung eine sehr starke Periode bekommen. Die Psoriasis auf der Kopfhaut ist merklich abgeklungen. Die Energie ist noch ziemlich blockiert im Rücken. Im ganzen Energiesystem löse ich Kälte heraus. Ich empfehle ihr nach der Behandlung, sich gelegentlich wieder zu melden.

3. Behandlung (3 Monate nach der 2. Behandlung)
Sie ist absolut begeistert und meint, diese Behandlung sei ein wahres Wunder für sie. Auch ihr Mann, der sehr skeptisch ist, kann es kaum glauben. Keine Psoriasis mehr, keine Hüftgelenkschmerzen mehr. Die Haare wachsen ganz schön nach auf der Kopfhaut. Sie kann wieder ohne Probleme alles essen. Sie ist entrüstet, dass man sie nicht schon früher auf meine Therapie aufmerksam gemacht hat. (Ich sage ihr, dass ich jetzt ein Buch schreibe und die Therapie erst noch bekannt machen werde.) Sie meint, sie würde ein Fest veranstalten, aus lauter Freude über ihre Heilung.

Ich löse nochmals das ganze Energiesystem, löse alle Blockaden, die ich in den Lichtbahnen vorfinde. Das Licht hat sich enorm entfaltet. In meinem Dritten Auge leuchtet es in den schönsten blauen und violetten Farben. Sie sieht diese Farben jetzt auch selbst durch das geistige Auge.

Nach dieser dritten, abschließenden Lichtbahnenbehandlung verabschieden wir uns dankbar voneinander.

ZWEITER TEIL

Lichtbahnenheilung als Therapie für Mitmenschen

Ein paar Worte vorweg

Ich schenke dir, geliebte Seele,
ein helles Licht in deine Aura,
damit du gut durchströmt wirst
mit Lebenskraft.

BOTSCHAFT DER ENGEL

Nun widmen wir uns dem praktischen Teil der Lichtbahnenarbeit.

Schritt für Schritt werde ich Ihnen den Ablauf einer Behandlung aufzeigen. Mit dieser Behandlung können Sie das körperliche und seelische Wohlbefinden Ihrer Mitmenschen maßgebend verbessern: Im Familien- und Freundeskreis oder als Therapeut in eigener Praxis können Sie helfen, Schmerzen zu lösen, den Stoffwechsel zu aktivieren und heilend auf Krankheiten und Schmerzen des Körpers und der Seele einzuwirken.

Lichtbahnenarbeit ist eine einfache und doch wirkungsvolle Therapie, weil sie – wie eingangs erwähnt – durch sanftes Berühren eine wohltuende Anregung und Harmonisierung der Lebenskraft bewirkt. Eine wesentliche Voraussetzung für diese Heilbehandlung ist Zuwendung und Liebe. Lichtarbeit verlangt von Ihnen die innere Ruhe und Zeit, sich Ihrem Mitmenschen zu widmen. Ein offenes Herz-Chakra – das Liebeszentrum in der Mitte Ihrer Brust – schenkt Mitgefühl und Wertschätzung für den Hilfesuchenden. Strömendes Licht ist ein Liebeslicht!

Die geistigen Helfer, die Ihren Lebensplan kennen, haben in Ihnen möglicherweise den Wunsch heranreifen lassen, für andere Menschen da zu sein und Hilfe anzubieten, wenn sie solche benötigen. Sie werden von der geistigen Welt auf diese wunderbare Tätigkeit vorbereitet: Die bei einer Behandlung aus den Händen ausströmenden Lichtstrahlen dringen sanft und lösend in die Energiebahnen des Behandelten ein, Licht- und Lebenskraft erhalten neue Impulse. Körper und Seele leben durch das kosmische Licht, und jedes Atom schwingt durch diese Kraft. Liebe fließt, Liebe strömt, Liebe will Einheit, Liebe führt zurück zur allumfassenden Liebe. Heilenergie löst alle Verdichtungen oder Hemmungen, die den Fluss der Lichtbahnen hemmen.

Lichtbahnenheilung heißt: sich in den Dienst der allumfassenden Liebe stellen. Dies ist eine echte spirituelle Aufgabe. Es sind nicht die eigenen Kräfte, die übertragen werden, denn nur göttliches Licht ist von jener Beschaffenheit, die Heilung spürbar bewirkt. Deshalb ist es wichtig, dass Sie auf Ihre seelische Entwicklung größten Wert legen. Je mehr es Ihnen gelingt, den eigenen Willen auszuschalten und Kanal zu werden für die

Einwirkung der geistigen Lichtwelt, desto mehr verstärkt sich die aus Ihren Händen kommende Kraft. Ihre Schwingung erhöht sich durch tägliche Meditation. Stille Gebete und Anrufungen verbinden mit der Strahlungsintensität von Lichtwesen, die bei jeder Behandlung anwesend sind und die Lichtdurchströmung unterstützen.

Im letzten Teil des Buches gehe ich näher auf die wesentlichen Schritte Ihrer spirituellen Entwicklung ein. Daraus erwachsen neue Erkenntnisse und Einsichten über die unsichtbare Lichtwelt, und Sie werden schlummernde Anlagen des eigenen Bewusstseins entdecken, die geistiger Natur sind. Erst durch die Entwicklung der Sensibilität können sich die Gaben des Hellfühlens und Hellsehens auch in Ihnen entfalten.

Nun aber zur Praxis!

Der Behandlungsraum

Lichtbahnenheilung kann eigentlich an jedem ruhigen Ort ausgeführt werden, an dem sich eine Liege (zur Not reicht auch ein Bett oder ein bequemer Liegestuhl) befindet. Will man jedoch häufiger mit dieser wunderschönen Energietherapie arbeiten, dann ist die Einrichtung eines hellen, angenehm temperierten Raumes eigens für die Behandlungen vorzuziehen. Sie benötigen dann einen bequemen Hocker oder einen Stuhl ohne Armlehnen und am besten eine Massageliege. Am Kopf- und Fußende können Sie für sich einen weiteren Hocker hinstellen. Es ist wichtig, dass der Klient bequem liegen kann und auch Sie als Behandelnder ohne Anstrengung in aller Ruhe arbeiten können. (Die behandelte Person, sei sie ein Familienmitglied, ein Mann, eine Frau oder auch ein Kind, wird im Folgenden um Einfachheit halber als „der Klient" bezeichnet.) Gestalten Sie den Raum mit viel Liebe, denn die geistigen Helfer möchten sich wohlfühlen in der von Ihnen vorbereiteten Umgebung!

Es versteht sich von selbst, dass Sie Ihren Klienten höflich und mit Freundlichkeit empfangen, wie einen Gast. Mit einem freundlichen, einstimmenden Gespräch beginnen Sie die Lichtbahnenbehandlung.

Die Behandlung

Die nachfolgenden 14 Punkte geben Ihnen einen Überblick, wie eine Lichtbahnenbehandlung abläuft. Ich habe, wie bereits gesagt, für die behandelte Person durchgehend das Wort „Klient" gewählt, aber diese Bezeichnung bezieht sich natürlich nicht ausschließlich auf eine Therapie im Rahmen einer Praxis. Alles Große beginnt im Kleinen zu wachsen, deshalb ist Ihre Lichtarbeit (vielleicht zunächst) heilsame Hilfe im Familien- oder Freundeskreis! Für die Behandlung ist Ihr Klient im bekleideten Zustand, lediglich Schuhe werden ausgezogen und eventuell enge Gürtel o. ä. gelockert. Die normale Dauer der Lichtbahnenbehandlung liegt zwischen 60 und 90 Minuten, je nach Befinden Ihres Klienten.

Überblick

Ihr Klient sitzt

1. Schulter-Nackenfeld sanft berühren und einstimmen
2. Ganze Wirbelsäule von oben nach unten lösen
3. Wirbelsäule ausstreichen und Nacken nochmals leicht massieren

Ihr Klient liegt auf dem Rücken

4. Aura und Chakras ausgleichen *(seitlich stehend)*
5. Nacken, Hals und Hinterkopf lösen
   (am Kopfende stehend oder sitzend)
6. Ganze Stirnregion lösen
7. Kopfpunkte bei Nasenwurzel, Wangen und Kinnbereich lösen
8. Hals seitlich und Schlüsselbein bis Schultern lösen
9. Oberarme und Schultergelenke gut lösen
10. Aura über dem Kopf schließen
11. Arme ausstreichen und Fingerpunkte lösen *(seitlich stehend)*
12. Knie und Unterschenkel lösen
    (bei den Füßen stehend oder sitzend)
13. Fußgelenke und Füße öffnen
14. Danken und abschließen

Der Ablauf im Einzelnen

EINSTIMMUNG

Der Klient sitzt auf einem bequemen Hocker. Der Rücken ist frei zugänglich, und nun beginnt das Lösen von energetischen Blockaden mit einem Einstimmen.

Legen Sie Ihre Hände ganz sanft – ohne Druck – auf die Schultern Ihres Klienten. Das eigene Denken geht über in ein Geschehenlassen und gibt dem Fühlen mehr Raum. Eine kurze Einstimmung ist wohltuend und beruhigend. Mit etwa folgenden Worten (sie können natürlich individuell gekürzt oder abgewandelt werden) bringen Sie sich selbst und Ihren Klienten in eine harmonische, ruhige Schwingung:

„Wir werden jetzt ruhig und haben Zeit füreinander. Damit die innere Ruhe mehr Raum bekommt, achten wir auf unseren Atemstrom und fühlen, wie der Atem ganz ruhig aus- und einströmt. Nun spüren wir die Füße auf dem Boden. Sie sind warm und weit. Wir fühlen die feinstofflichen Wurzeln, die uns mit den Tiefen der Erde verbinden. Die Kraft der Erde fließt als Yin-Energie von den Füßen durch die Beine nach oben. Das Becken ist weit und entspannt.

Wir können uns vorstellen, dass über uns eine wunderbare, hell strahlende Sonne scheint. Das Licht strömt über uns und durch uns hindurch. Jede Zelle des Körpers nimmt das heilende Liebeslicht auf. Der Lichtstrom fließt über den Kopf – über die Schultern – über Arme und Hände – über den Rücken – über den Bauch – über die Hüften – und die Beine – bis zu den Füßen. In alle Chakras ergießt sich dieses wunderbare heilende Licht. Zärtlich werden wir in einen Schutzmantel aus Licht und Liebe eingehüllt. In alle Organe, in alle Teile des Körpers fließt Licht und Heilkraft. Jedes Molekül, jedes Atom wird erneuert oder neu programmiert. Energie fließt vom Kopf bis zu den Füßen und von den Füßen bis zum Kopf.

Alles, was sich dem kosmischen Licht entgegenstellt, löse ich jetzt durch die Kraft, die aus den Händen strömt, auf. Ich bitte um Unterstützung unserer geistigen Lichtwesen, damit diese Seele mit Heiterkeit und dieser Körper mit neuer Lebenskraft erfrischt wird.“

Je nach körperlichen oder seelischen Disharmonien kann eine entsprechende Affirmation hinzugefügt werden. Wie gesagt: Sie können diese Einstimmung mit eigenen Worten abwandeln oder verkürzen. Wichtig ist, dass ein vertrauenserweckender Raum geschaffen wird und die Schwingung des Bewusstseins durch innere Sammlung und Konzentration erhöht wird.

1. Das Schulter-Nackenfeld

Ihre Hände berühren sanft beide Schultern. Die innere Stille erlaubt es Ihnen, sich ganz in die Schwingung des Klienten einzustimmen. Möglicherweise nehmen Sie das seelische und körperliche Befinden an sich selbst wahr. Dies ist eine Form von Hellfühligkeit und wird *Empathie* genannt. Ihre Hirnströme beginnen harmonisch mit denen des Klienten zu schwingen.

Die Hände werden fühlend und nehmen Energieblockaden als Verhärtungen im Gewebe oder auch als negatives Gefühl wahr. Legen Sie Ihre Finger auf diejenigen Stellen, die sich nach Energiedurchflutung sehnen. Diese Stellen werden ganz leicht kreisend mit den Fingerspitzen angeregt. Warten Sie, bis die blockierte Energie zu strömen beginnt.

Achtung! Die Angst sitzt im Nacken! Der Nackengegend wird bei der Lichtbahnenarbeit besonders viel Aufmerksamkeit geschenkt. Traumata, d. h. seelische Erschütterungen oder Verletzungen, Unfälle oder Schocks verursachen nämlich meistens in der Nackengegend starke Blockaden im Energiesystem, und echte seelische Heilung erfolgt durch das Lösen dieser Blockaden. Psychotherapie sollte diese Möglichkeit unbedingt ausschöpfen. Vielleicht wird es sogar zur Psychotherapie der Zukunft gehören, Traumata auch auf diese Weise – nicht allein durch das Wort – zu behandeln? Lassen Sie mich im Zusammenhang mit dem Schulter- und Nackenbereich ausführlicher auf dieses wichtige Thema eingehen.

Betroffen ist meistens der im abgebildeten Bereich verlaufende *Blasen-Meridian*. Hier kapseln sich seelische Erschütterungen besonders häufig zu Störfeldern ein. Es sind in der Lichtbahn sitzende Traumata, die bis in die Kindheit – ja bis in die Zeit der

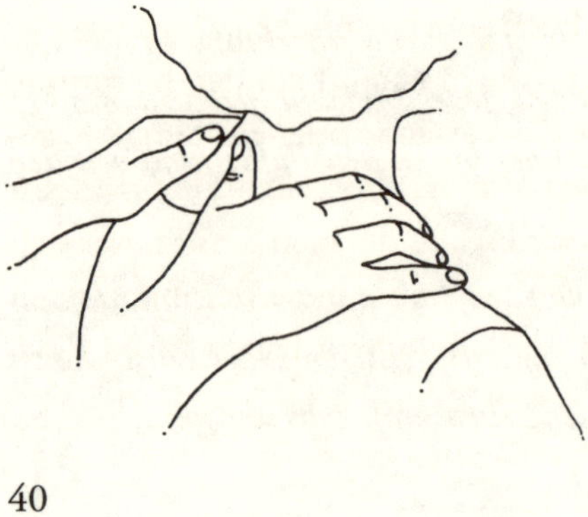

Schulter-Nackenbereich lösen
Legen Sie Ihre Hände ganz sanft – ohne Druck – auf die Schultern Ihres Klienten.

Schwangerschaft – zurückreichen können. Meistens sind es Ängste, Schrecken oder Gefühle von Ablehnung und Ekel – negative Gefühle, die damals durch ein ganz bestimmtes Ereignis entstanden sind. Die Blockade liegt im Meridian, das dazu gehörende Gefühl jedoch in dem entsprechenden Chakra, wo es geradezu eine düstere Wolke bildet. Das ganze Leben hindurch können solche Blockaden unerkannt das seelische Wohlbefinden und die körperliche Gesundheit erheblich stören, wenn sie nicht behandelt werden.

Hier habe ich die häufigsten Gefühle mit den meistens betroffenen Chakras für Sie zusammengestellt:

Angst, Schreck, Panik	3. oder 4. Chakra
Ablehnung, Kritik, Ekelgefühle	2. oder 3. Chakra
Einsamkeit, Depression, Ohnmacht	4. Chakra
Enttäuschung, Trauer, Selbstkritik	4. Chakra
Sorgen, Pessimismus, Hass	2. oder 3. und 4. Chakra
Wut, Ärger, Aggressionen	2. oder 3. Chakra

Lichtbahnenarbeit ist nach meinen jahrelangen Erfahrungen eine effiziente, schnell wirksame Psychotherapie. Die den Energiefluss behindernden, schmerzlichen Gefühle können selten allein durch Gespräche aufgelöst werden. Damit echte Heilung geschieht, müssen sie aus den Energieleitbahnen gelöst werden, denn sie blockieren das ganze Energiesystem und die Chakras. Meridiane und Chakras bilden eine Einheit, die Körper und Seele miteinander verbindet.

Wenn bei Ihren Klienten starke Emotionen wie Angst oder Trauer da sind, wird Ihnen die innere Führung mit einem Bild oder Symbol zeigen, wann und wo die seelische Erschütterung stattgefunden hat. Innere Stille und Erweiterung des Bewusstseins werden es Ihnen zunehmend erlauben, aus der allumfassende Ebene des kosmischen Lichtes solche Informationen und Einblicke zu bekommen. Wie in einem Traum können bestimmte Situationen aus der Kindheit, manchmal auch nur Gegenstände oder ein Symbol „gesehen“ werden, die hinweisen auf ein traumatisches Erlebnis. Sprechen Sie behutsam und einfühlsam mit dem Klienten über Ihre „Information“, und fragen Sie ihn, was sich damals ereignet hat. Lassen Sie sich nicht entmutigen, wenn Sie diese Begabung noch nicht entdeckt haben. Mit wachsender Sensibilität und Übung wird auch Ihnen diese „Einsicht“ geschenkt werden.

Mit Erstaunen nehme ich immer wieder zur Kenntnis, dass gewisse negative Ereignisse tief in der Seele verankert bleiben, die man schon längst vergessen meint. Sie formen falsche elektrische Felder und binden die Energie an ein negatives Gefühl. Die Energie verdichtet sich und bildet ein Störfeld. Die bewusste Erinnerung an solche Ereignisse hilft, den entsprechenden Meridian und das Chakra von der Blockade zu befreien, was oft mit einem Kribbeln – ähnlich wie Kohlensäure perlend in einem Wasserglas aufsteigt – durch den ganzen Körper wahrgenommen wird. Häufig sind es auch bestimmte Muster, die schon als kleines Kind erfahren wurden und sich immer wieder, das ganze Leben hindurch, wiederholen. Die kosmische Weisheit zeigt ja immer wieder im Alltagsgeschehen den eigenen seelischen Zustand – als Möglichkeit zum Bewusstwerden!

Lichtbahnenarbeit – und hier eben besonders im Schulter- und Nackenbereich – befreit das Energiesystem von alten seelischen Verletzungen. Gerade solche verdrängten oder dem Bewusstsein verborgenen Emotionen sind die wahren Ursachen von gesundheitlichen Störungen. Das tatsächliche Erleben, das *Fühlen* der Gefühle hat dann eine enorm transformierende Wirkung. Durch das Fühlen lösen sich schmerzliche Gefühle im Licht auf. Eine große Befreiung wird danach spürbar wahrgenommen.

Fühlen Sie sich sanft in Ihren Klienten ein. Auf diese empathische Weise können Sie beim Behandeln für eine kurze Weile „Mit-Fühlen", das Kreuz, d. h. die Nöte Ihres Mitmenschen, auf sich nehmen und ihn von seinen seelischen Schmerzen erlösen. Denken Sie daran: Es sind ja meistens seelische Schmerzen, die sich im Körper als gesundheitliche Störung manifestieren und auf echte „Erlösung" warten!

2. Ganze Wirbelsäule

Nach dem Lösen der Nackengegend behandeln Sie die ganze Wirbelsäule vom Hals hinab bis zum Steißbein. Berühren Sie mit beiden Daumen leicht die Wirbelsäule. Die übrigen Finger liegen seitlich in der Rückengegend. Arbeiten Sie langsam die Wirbelsäule abwärts in dem Empfinden, Verdichtungen zu erfühlen und aufzulösen. Zwei wichtige Energieströme werden durch die Arbeit am Rücken besonders angeregt. Es sind dies der *Blasen-Meridian* und der *Gallenblasen-Meridian*. Durch Ihre sanfte Berührung dieser beiden Energieleitbahnen beginnt die Energie vom Kopf bis zu den Füßen zu strömen. Streichen Sie alle Wirbel zur Seite hin leicht aus. Lassen Sie sich führen von Ihrer inneren Wahrnehmung: Die Hände fühlen sich zu den Stellen hingezogen, die sich nach Energiedurchflutung sehnen.

3. Wirbelsäule ausstreichen

Nachdem Sie die Wirbelsäule von oben bis unten gelöst haben, wird nun der ganze Rücken von oben nach unten zwei- bis dreimal ausgestrichen. Es ist zudem hilfreich, den ganzen Rücken als Lichtsäule zu visualisieren und in Gedanken den Wirbeln genügend Raum zu geben, damit sich der ganze Rücken weiten kann! Prüfen Sie kurz, ob der Nacken gut gelöst ist, Sie können durch leichtes Kreisen und Massieren im Nackenbereich bei Bedarf nochmals nachhelfen.

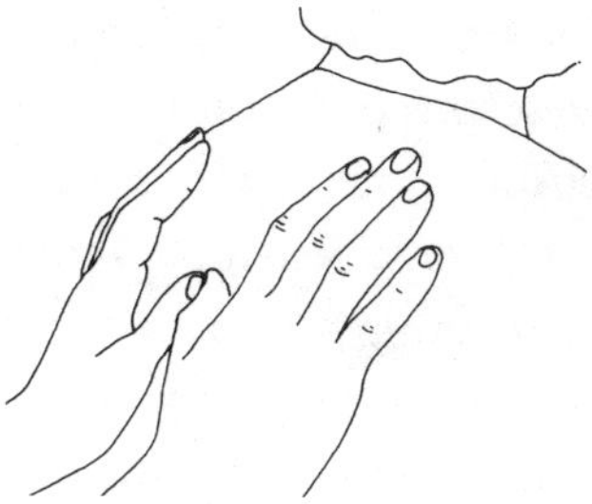

Wirbelsäule lösen
Behandeln Sie die ganze Wirbelsäule vom Hals hinab bis zum Steißbein.

Nachdem der Rücken neu mit Lebenskraft durchströmt ist, bitten Sie Ihren Klienten, sich auf die Massageliege zu begeben, wo er behaglich von Ihnen zugedeckt wird und bequem liegen darf.

Eine Alternative: Die Behandlung kann durchaus auch liegend angefangen werden, falls ein Klient beim Sitzen Mühe bekundet. Wenn Sie die Behandlung liegend beginnen, behandeln Sie als erstes die Aura und Chakras. Sie stehen dabei seitlich vom liegenden Klienten. Danach begeben Sie sich zur Kopfseite: Sitzend oder stehend legen Sie Ihre Hände sanft unter die Schulterblätter und lösen von dieser Stellung her den Rücken.

4. Aura und Chakras ausgleichen

Auf der rechten Seite Ihres (liegenden) Klienten stehend ziehen Sie Ihre heilenden Hände langsam und aufmerksam über das Energiefeld der Chakras und der Aura – vom Hals bis zu den Füßen. Halten Sie Ihre Hände dabei ungefähr 20 cm vom Körper entfernt. Mit den Handflächen nehmen Sie Disharmonien von Wärme und Kälte in der Aura wahr und gleichen diese aus.

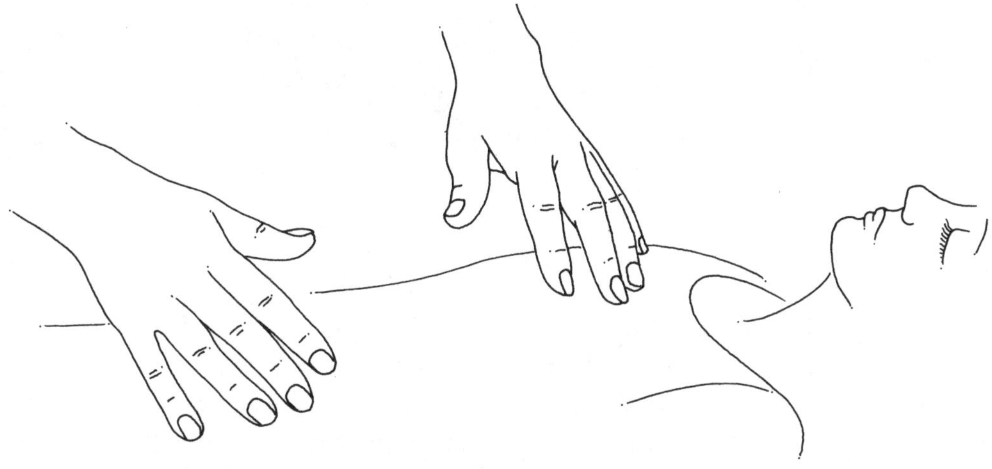

Das Energiefeld der Chakras und der Aura
Ziehen Sie Ihre Hände langsam im Abstand von ca. 20 cm vom Körper entfernt über das Energiefeld.

Wenn die Lebensenergie durch chronische Krankheiten oder Depressionen allgemein geschwächt ist, hilft oft eine *Chakra-Umpolung.* Wenn Sie vertraut sind mit dem Pendel, können Sie den Zustand der Chakras mit dem Pendel feststellen. Eine Schwingung *im* Uhrzeigersinn zeigt, dass das Chakra zum kosmischen Licht geöffnet ist. Eine Bewegung *gegen* den Uhrzeigersinn bedeutet, dass das Chakra geschlossen ist und der Körper nicht kräftig genug mit kosmischem Licht durchdrungen wird. Die Aufgabe besteht nun darin, die Chakras umzupolen. Geschlossene Chakras sind wie nächtlich geschlossene Blüten, die das Sonnenlicht nicht aufnehmen können. Mit der rechten Handfläche kreisen Sie nun im Uhrzeigersinn in der Aura über dem Basis-Chakra, bis sich das Chakra spürbar öffnet. Die andere Hand liegt über dem nächsthöheren Chakra. Auch hier halten Sie etwa 20 cm Abstand zum Körper. Auf diese Weise wird ein Chakra nach dem anderen von unten nach oben wieder in den kosmischen Lichtstrom integriert und die bereits erwähnten, durch traumatische Erlebnisse oder verdrängten Gefühle entstandenen Störfelder durchlichtet.

5. Nacken, Hals und Hinterkopf lösen

Nun begeben Sie sich zum Kopfende der Liege. Stehend oder sitzend schieben Sie Ihre Hände unter den Nacken und lösen sanft und mit leicht kreisenden Bewegungen der Fingerkuppen alle restlichen Blockaden in der hinteren und seitlichen Halsgegend. Der Nacken und der Hals sind sehr wichtige Stellen in der Lichtbahnenarbeit!

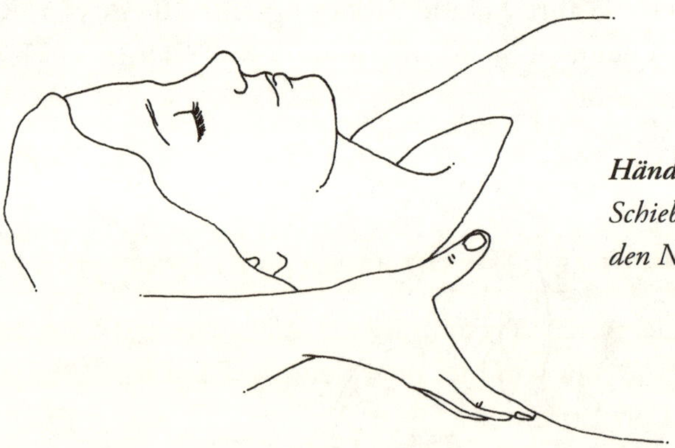

Hände unter den Nacken
Schieben Sie Ihre Hände unter den Nacken und lösen Sie sanft.

Sanft nehmen Sie nun den Hinterkopf in Ihre beiden wie eine Schale geöffneten Hände. Blockaden am Hinterkopf sind oft auch Ursache von Schlafstörungen und können zudem einen negativen Einfluss auf die Hypophyse haben. Hier, am Übergang vom Hals zum Kopf, wird Ihre einfühlsame Berührung und das Lösen von blockierten Energien als besonders wohltuend empfunden. Diese Bereiche bilden eine Analogie zum *Becken:* Was hier geöffnet wird, geschieht auch im Beckenbereich!

Durch den Halsbereich fließen von den Händen und Armen her kommend folgende drei Leitbahnen zum Kopf, die durch die Behandlung angeregt werden: *Dreifacher Erwärmer – Dickdarm-Meridian – Dünndarm-Meridian*

6. Ganze Stirnregion lösen

Auf der Stirn liegen beim Haaransatz auf beiden Seiten die Anfangspunkte des *Magen-Meridians*. Legen Sie Ihre Hände sanft auf den Kopf und auch auf diese Stellen. Lassen Sie durch Ihre Fingerkuppen den Energiestrom ins Fließen bringen. Die Berührung der beiden Punkte stimuliert den Fluss dieser wichtigen Leitbahn mit dem Organ Magen. Die Berührung der beiden Stirnhöcker wirkt sehr anregend auf den *Gallenblasen-Meridian.*

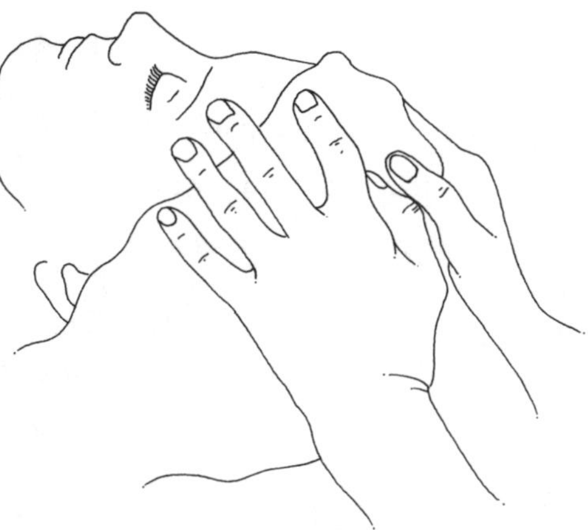

Ganze Stirnregion lösen
Legen Sie Ihre Hände sanft auf den Kopf und auf beiden Seiten auf die Anfangspunkte des Magen-Meridians.

7. Kopfpunkte bei Nasenwurzel, Wangen und im Kinnbereich lösen

Nahe der Nasenwurzel, im inneren rechten und linken Augenwinkel, liegen die Anfangspunkte des *Blasen-Meridians*, der von hier über den Kopf den Rücken hinab in die Beine und bis zur kleinen Zehe strömt.

Am höchsten Punkt der Wangenknochen – seitlich beider Augen – liegt der Anfangspunkt des *Gallenblasen-Meridians.* Es genügt, diese Punkte sanft zu berühren, leicht zu kreisen und dann die Energie strömen zu lassen.

Auch das Kiefergelenk weist oft starke Blockaden auf. Davon betroffen sind fast alle Menschen, die täglich am Computer sitzen oder oft ein Handy für Telefongespräche benutzen. Spannungen im Wangenbereich, auch die Ursache von nächtlichem Zähneknirschen, können unter anderem zu Kopf- oder Zahnschmerzen führen. Das Lösen

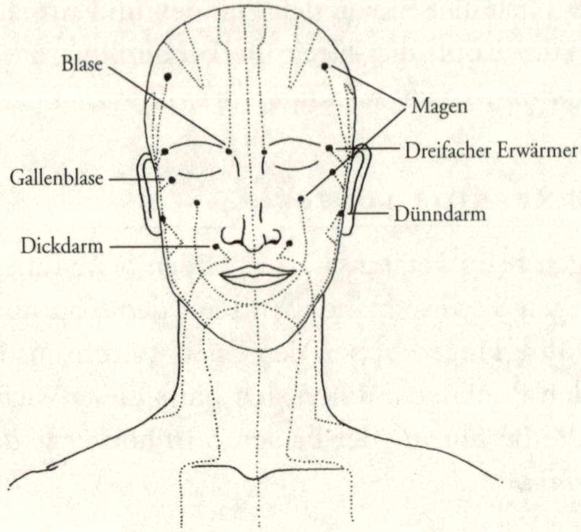

Kopfpunkte

von Energieblockaden in diesem Bereich wirkt sehr entspannend. Danach wird das Kinn durch sanfte Berührung gelöst.

Am Gesicht werden folgende Energieströme angeregt:

Blasen-Meridian – Gallenblasen-Meridian – Magen-Meridian
Dreifacher Erwärmer – Dickdarm-Meridian – Dünndarm-Meridian

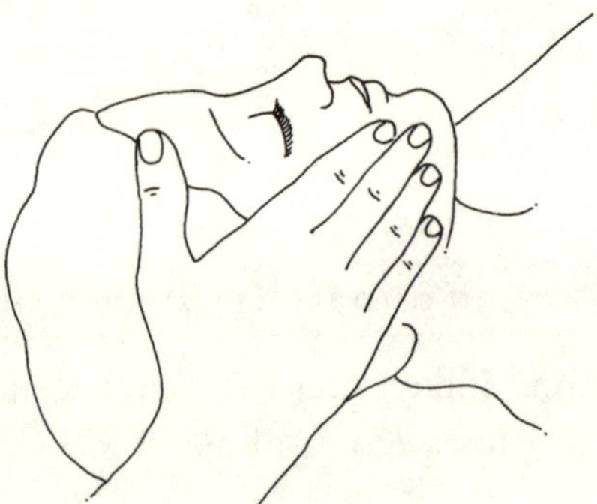

Hände auf Wange
Legen Sie Ihre Hände auf und fühlen Sie, wie sich Verdichtungen in diesem Bereich aufzulösen beginnen und die Energie frei zu fließen beginnt.

8. Hals seitlich und Schlüsselbein lösen

Die seitliche Halsgegend ist oft von starken Blockaden betroffen, ganz besonders wiederum bei Menschen, die viel am Computer arbeiten, lange Fernsehen schauen oder sonstigen elektrischen Störfeldern ausgesetzt sind. Auf solche Störfelder reagiert der *Dreifacher-Erwärmer-Meridian* sehr empfindlich. Eine Energieschwäche in diesem

Meridian, der dem Element Feuer zugeordnet wird, kann die Ursache des so genannten „Burnout-Syndroms" sein. Legen Sie die Hände ganz behutsam ohne Druck auf den seitlichen Hals unterhalb der Ohren, bis sich der Energiestau auflöst und Licht einfließt.

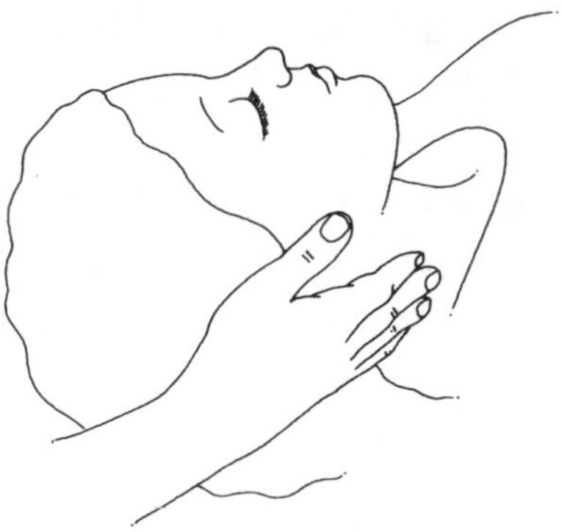

Hände auf seitlicher Halspartie
Legen Sie die Hände ganz behutsam ohne Druck auf den seitlichen Hals unterhalb der Ohren, bis sich der Energiestau auflöst und Licht einfließt.

Lösen Sie nun behutsam Blockaden auf dem Schlüsselbein. Das Schlüsselbein entlang fließt der *Magen-Meridian.* Da diese Lichtbahn alles, was nach unten strömt, beeinflusst, ist diese Stelle sehr wichtig, wenn Energie im Kopf gestaut ist. Eine solche Disharmonie kann Kopfschmerzen, Schwindel oder auch Magenprobleme verursachen. Nicht ausgeschlossen sind zudem Schmerzen in den Beinen, Knien oder Füßen, wenn die Energie nicht frei nach unten strömen kann. Legen Sie Ihre Hände auf und fühlen Sie, wie sich Verdichtungen in diesem Bereich auflösen und die Energie frei zu fließen beginnt.

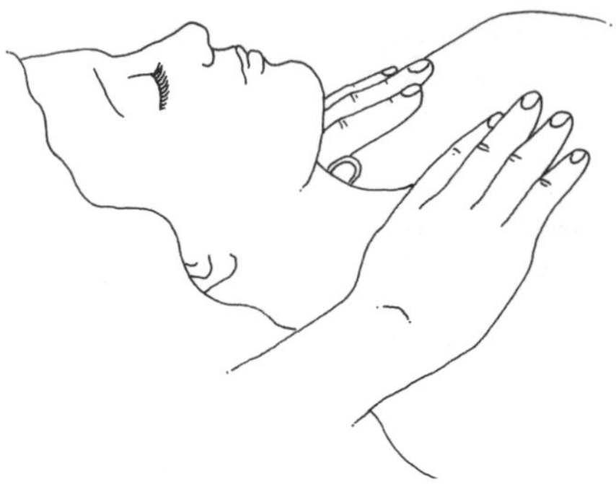

Hände auf Schlüsselbein
Lösen Sie nun behutsam Blockaden auf dem Schlüsselbein.

9. Oberarme und Schultergelenke lösen

Lösen Sie die Oberarme und Schultergelenke, indem Sie Ihre Hände eine Weile auf den entsprechenden Stellen ruhen lassen, bis Energie zu strömen beginnt. Viele Menschen leiden unter Schmerzen in den Schultergelenken, die eine Analogie zu den Hüftgelenken bilden. Die Berührung der Schultergelenke wird als sehr wohltuend empfunden und bewirkt eine starke Durchströmung, weil hier sechs verschiedene Lichtbahnen stimuliert oder angeregt werden!

Hier möchte ich ein paar Grundregeln einfügen, die Sie zu einer ganzheitlichen Betrachtung des strömenden Energiesystems einlädt. Gewisse Teile des Körpers haben zu anderen Teilen eine besonders enge Beziehung. Diese Beziehungen nenne ich *Analogien* oder Entsprechungen. Ich fühle oft bei meinen Behandlungen, dass gewisse Teile des Körpers aufeinander abgestimmt sind. Auf diese Weise kann die Ener-giedurchflutung an verschiedenen Körperpartien gleichzeitig geschehen. Die nachfolgende Tabelle zeigt, wie durch Analogien unterschiedliche Körperpartien miteinander in Verbindung stehen und auf verschiedenen Ebenen behandelt werden können. In meinem nächsten Buch finden Sie dazu Näheres.

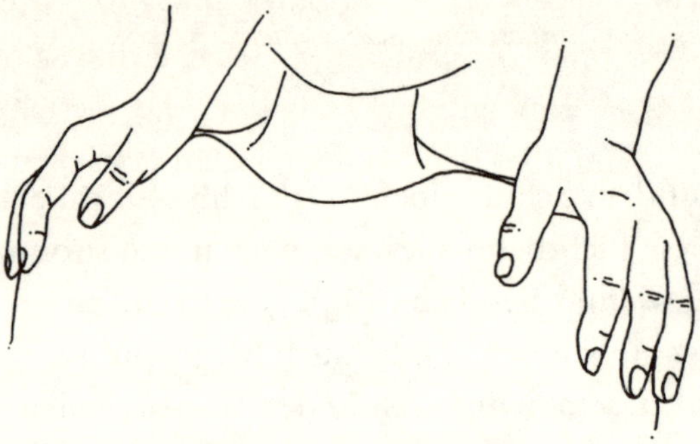

Oberarme und Schultergelenke lösen
Lassen Sie ihre Hände eine Weile auf den entsprechenden Stellen ruhen, bis Energie zu strömen beginnt.

ANALOGIEN ODER ENTSPRECHUNGEN IN KÖRPERPARTIEN:

Hals und Hinterkopf	→ Becken
Kopf	→ Knie
Kiefergelenk	→ Kniegelenk seitlich
Schultergelenk	→ Hüftgelenk
Handgelenk	→ Fußgelenk
Kopf	→ Füße → Hände
Fußgelenk	→ Nacken- und Halsbereich
Schulterblätter	→ seitliche Knochen der Hüften

Diese Entsprechungen habe ich über Jahre beobachtet und in meine Arbeit einbezogen – versuchen auch Sie es! Sie werden von dem Erfolg/Ergebnis überrascht sein.

Organe haben ihre Entsprechungen in den Körperöffnungen am Kopf. Mangel an Lebensenergie in diesen Organen können als Beschwerden im Kopfbereich auftreten.

ÖFFNUNGEN DER ORGANE AM KOPF:

Nieren	→ Ohren
Leber	→ Augen
Magen	→ Mund
Milz	→ Lippen
Lunge	→ Nase

10. Aura über dem Kopf schliessen

Nachdem Sie den Kopfbereich gelöst haben, ist es gut, die Aura über dem Kopf zu schließen. Mit einem Abstand von ungefähr 10 cm fahren Sie jetzt, erfüllt von andächtiger Sammlung, mit beiden Händen dreimal vom Hals über das Gesicht bis über das Scheitel-Chakra. Damit ist die Aura über den Kopfbereich ausgeglichen und strahlend geworden.

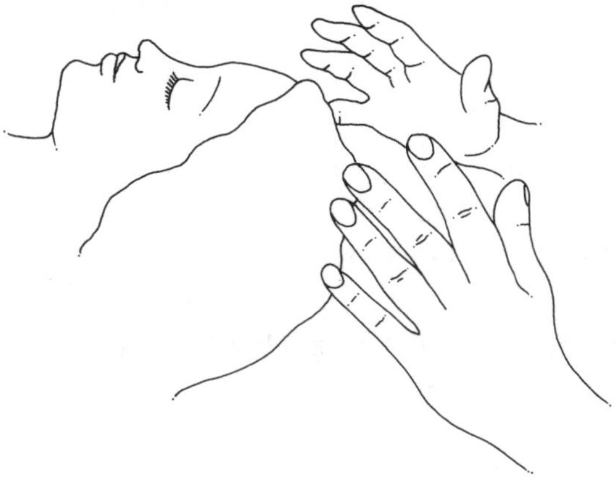

Aura über dem Kopf schließen
Fahren Sie mit beiden Händen dreimal vom Hals über das Gesicht bis über das Scheitel-Chakra.

Sind Sie schon sensitiv, so zeigt Ihnen oft das Hervorbrechen von hellem Licht im Dritten Auge, dass die Energieleitbahnen wieder geöffnet sind zum kosmischen Licht! Blockierte Energie ist dunkel; die heilenden Lichtströme machen die Aura strahlender und heller. Meistens folgt dann ein klares Violett als heilende Energie und wohltuende Schwingung. Ich interpretiere den violetten Lichtstrahl gern als Licht des Erzengels *Raphael*, Gottes Heilengel.

Streichen Sie zunächst den rechten Arm auf der Innenseite – mit den drei Yin-Leitbahnen – von den Schultern bis in die Handfläche ganz leicht aus.

Auf der Innenseite der Arme fließen drei Lichtbahnen mit Yin-Energie vom Brustbereich durch die Schultern bis zu den Fingerspitzen. Es sind die drei Lichtbahnen mit den entsprechenden Organen:

Lungen – Kreislauf – Herz

Fingerpunkte lösen
Nehmen Sie nun die einzelnen Fingerspitzen beim Nagelbett zwischen Ihre Daumen und Zeigefinger. Kreisen Sie einen kurzen Moment seitlich des Nagelbettes.

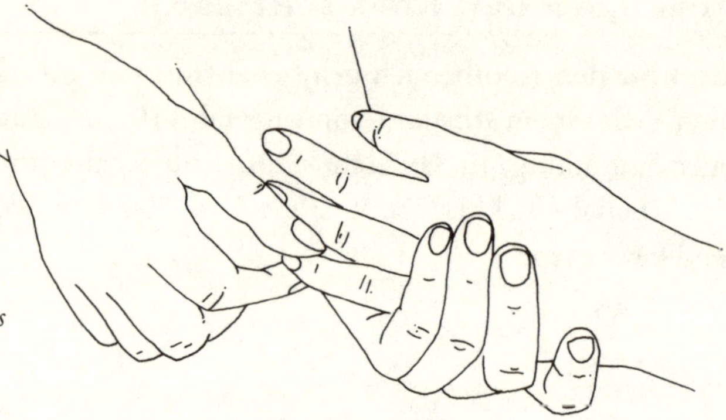

Nehmen Sie nun die einzelnen Fingerspitzen beim Nagelbett zwischen Ihre Daumen und Zeigefinger. Kreisen Sie einen kurzen Moment seitlich des Nagelbettes. Damit lösen Sie die *Ting-Punkte*, die Anfangs- und Endpunkte von Energieleitbahnen*. Diese wichtigen Punkte haben einen wohltuenden Einfluss auf die Verdauung, auf das Blutkreislaufsystem und auf den ganzen Energiekreislauf. Gleichzeitig stimulieren Sie mit diesem leichten Kreisen die entsprechenden Organe:

Beim Nagelbett des Daumens	→ Lunge
beim Zeigefinger	→ Dickdarm
beim Mittelfinger	→ Kreislauf
beim Ringfinger	→ Dreifacher Erwärmer = Wärmeregulierung
beim kleinen Finger Innenseite	→ Herz
beim kleinen Finger Außenseite	→ Dünndarm

* Diese Punkte geben, wie meine jüngsten Erfahrungen gezeigt haben, wichtige Impulse in die Lichtbahnen ab. Daher werde ich sie in meinen neuen Werken als "Lichtimpuls-Punkte" bezeichnen.

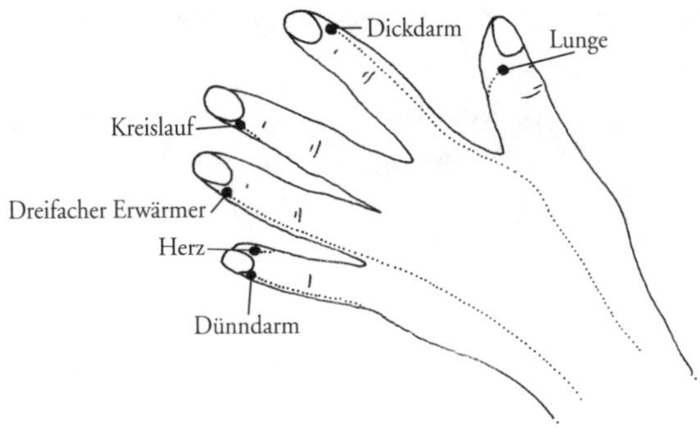

Fingerpunkte

Es ist für dieses Lösen nicht so wichtig zu wissen, auf welcher Seite des Nagelbettes der Punkt liegt, denn es werden durch das Anfassen der Fingerspitze mit Zeigefinger und Daumen beide Seiten gleichzeitig stimuliert.

Nun streichen Sie die Außenseite des Armes – mit den drei Yang-Leitbahnen – von den Händen armaufwärts bis zum Schultergelenk leicht aus. Auf der Außenseite des Armes strömen drei Lichtbahnen mit Yang-Energie von den Fingerspitzen bis zum Gesicht. Es sind dies die Energieleitbahnen mit den entsprechenden Organen:

Dickdarm – Dreifacher Erwärmer – Dünndarm

Der *Dreifacher Erwärmer* hat kein spezifisches Organ. Er ist jedoch ganz wichtig für die Wärmeregulierung des Körpers. Er regiert zudem über die Verdunstungskraft der Lungen, der Verdauungssäfte im oberen Bauchbereich und über die Verdauungsbereiche im Unterbauch. Somit hat er drei ganz wichtige Ebenen mit dem Element Feuer zu versorgen. Er macht im Körper sozusagen dasselbe wie die Sonne auf der Erde mit dem Wasserkreislauf.

Danach wechseln Sie die Seite und begeben sich auf die andere Seite der Liege. Wie zuvor beim rechten Arm lösen Sie nun die Fingerpunkte der linken Hand, streichen zuerst die Innen- und dann die Außenseite des Armes aus.

12. Knie und Unterschenkel lösen

Nun begeben Sie sich zum Fußende der Massageliege. Damit die Lichtbahnenarbeit zu einem harmonischen Abschluss kommt, behandeln wir die Beine und Füße zuletzt, denn hier harmonisieren Sie den ganzen Kreislauf der Energieleitbahnen vom Kopf bis zu den Füßen.

Stehend umfassen Sie beide Knie Ihres Klienten behutsam mit den Händen, wobei der Daumen auf die Innenseite des Knies und die Finger auf die Außenseite gelegt werden.

Von den Knien her kann der ganze Kreislauf von Yin- und Yang-Energie sehr gut aktiviert werden. Das Knie hat eine Entsprechung zum Kopf und zum Kieferbereich (vgl. unter Punkt 9: Analogien). Von hier aus können Sie sehr gut Kopfschmerzen, Schwindel oder Zahnschmerzen lindern und auflösen.

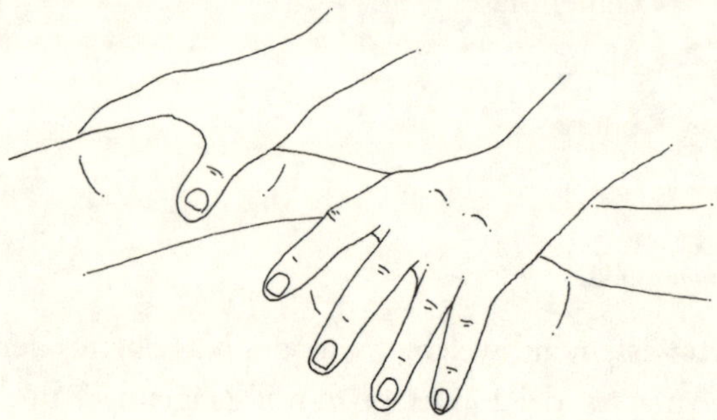

Knie lösen
Durch sanftes Berühren wird das ganze Schienbein von den Knien bis zum Fußgelenk abgetastet und gelöst.

Durch sanftes Berühren wird das ganze Schienbein von den Knien bis zum Fußgelenk abgetastet und gelöst. Auf der Außenseite entlang des Schienbeins strömt der *Magen-Meridian.*

An der Außenseite des Beines fließt der *Gallenblasen-Meridian.* Prägen Sie sich den Verlauf dieser beiden wichtigen Leitbahnen ein oder schauen Sie die Abbildungen im Anhang an.

13. Fussgelenke und Füsse öffnen

Stehend oder sitzend umfassen Sie nun beide Fußgelenke gleichzeitig mit Ihren Händen. Dabei liegt Ihr Daumen an der Innenseite und die anderen Finger an der Außenseite. Halten Sie die Fußgelenke sanft, bis die Energie strömt. Die Fußknöchel sind ganz eng mit dem Hinterkopf verbunden, sodass von hier aus noch verbleibende Blockaden am Hinterkopf aufgelöst werden können. Auch auf der Oberseite der Füße können Sie noch restliche Blockaden des Kopfes, der Brust und des Bauches lösen. Dann werden wie bei den Fingerspitzen die *Ting-Punkte,* also die Anfangs- und Endpunkte der Meridiane, an den Nagelbetten aller Zehen gelöst:

Ting-Punkte an den Zehen
Auch auf der Oberseite der Füße können Sie noch restliche Blockaden des Kopfes, der Brust und des Bauches lösen.

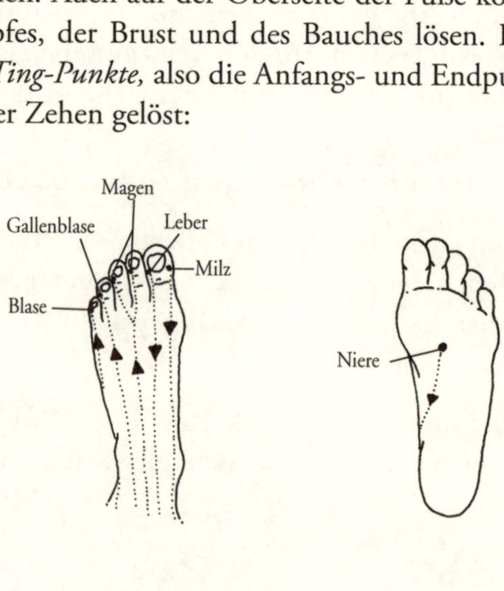

An der großen Zehe	→ Milz
An der großen Zehe	→ Leber
An den folgenden zwei Zehen	→ Magen
An der vierten Zehe	→ Gallenblase
An der kleinen Zehe	→ Blase
In der Fußmitte	→ Niere

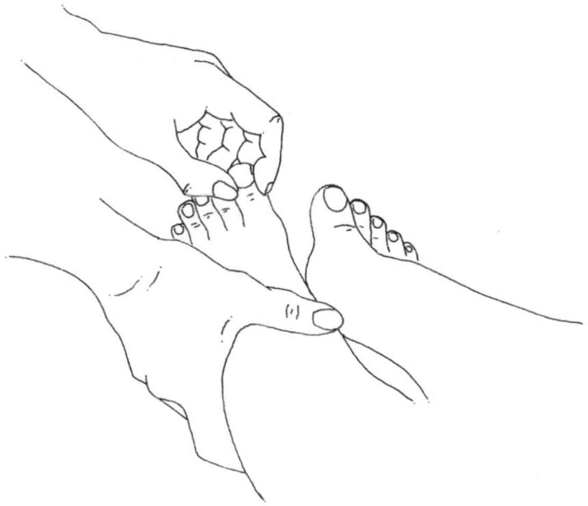

Zehenpunkte lösen
Wie bei den Fingerspitzen werden die Ting-Punkte, *also die Anfangs- und Endpunkte der Meridiane, an den Nagelbetten aller Zehen gelöst.*

Legen Sie nun sanft Ihre Hände an die Außenkanten beider Füße und umfassen beide Fersen eine Weile. Fühlen Sie, wie die beiden dem Element Wasser zugeordneten Lichtbahnen der *Niere* und der *Blase* angeregt und geöffnet werden. Diese Berührung ist sehr wohltuend für die ableitenden Organe und für den ganzen Energiestrom vom Kopf über den Rücken hinab bis zu den Füßen.

Fersen lösen
Legen Sie nun sanft Ihre Hände an die Außenkanten beider Füße und umfassen beide Fersen eine Weile.

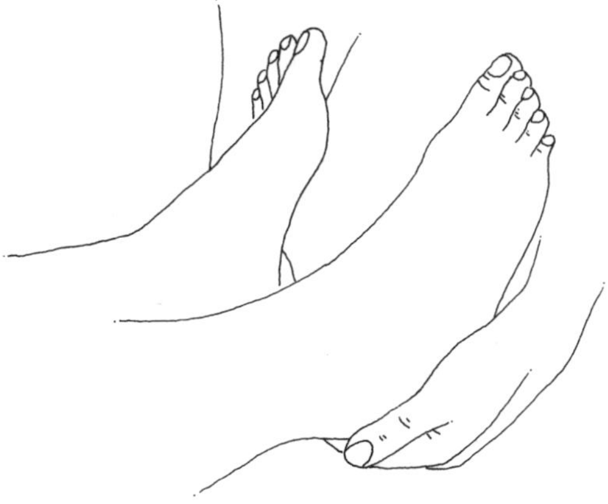

Tasten Sie sanft den ganzen Fuß ab. Alle in den Energiebahnen verhärteten Stellen werden so gelöst. Kenntnisse über die Fußreflexzonen sind hilfreich, aber für Sie nicht unbedingt notwendig. Lösen Sie nun auch die Zehengrundgelenke. Je nach Befinden des Klienten werden dabei gewisse Stellen etwas intensiver behandelt.

Legen Sie zum Abschluss Ihre Fingerspitzen sanft in die Mitte der Fußsohle. Dadurch wird der Anfangspunkt der *Nieren-Leitbahn*, der den schönen Namen „Sprudelnder Quell" trägt, stimuliert. Gleichzeitig öffnen Sie durch diese Berührung die Chakras an den Fußsohlen und das Solarplexus-Chakra.

Durch die Arbeit an den Füßen werden folgende drei von unten nach oben strömende Lichtbahnen mit Yin-Energie und den entsprechenden Organen angeregt:

Niere – Leber – Milz

Vom Kopf bis zu den Füßen strömend werden die drei Lichtbahnen mit Yang-Energie mit den entsprechenden Organen angeregt:

Blase – Magen – Gallenblase

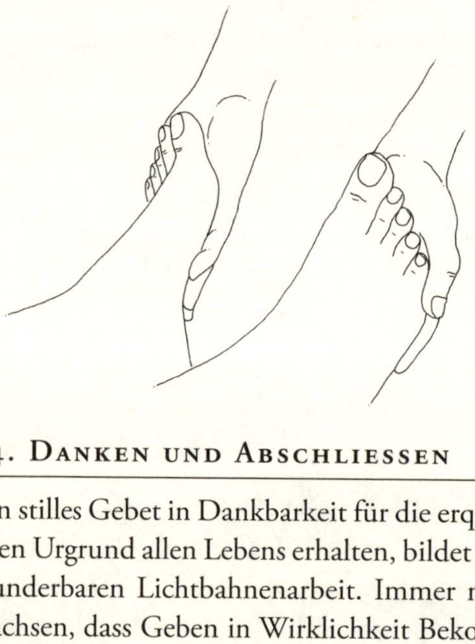

Fußmitte lösen
Legen Sie zum Abschluss Ihre Fingerspitzen sanft in die Mitte der Fußsohle.

14. Danken und Abschliessen

Ein stilles Gebet in Dankbarkeit für die erquickende Heilkraft, die wir aus dem göttlichen Urgrund allen Lebens erhalten, bildet bei jeder Behandlung den Abschluss dieser wunderbaren Lichtbahnenarbeit. Immer mehr wird dabei in Ihnen die Gewissheit wachsen, dass Geben in Wirklichkeit Bekommen ist! Vielleicht erhalten Sie von den Heilengeln eine Botschaft, die Sie Ihrem Klienten weitergeben können. Einige solcher tröstenden Botschaften der Engel habe ich in diesem Buch aufgezeichnet.

Ein sanfter Druck auf die Füße lässt den Klienten erkennen, dass die Behandlung nun abgeschlossen ist. Schenken Sie ihm noch ein paar Minuten Ruhe. Danach tauschen Sie sich kurz über das Befinden aus.

Praktische Erfahrungen

Da diese Behandlung nachhaltig und tief wirkt, können Sie und Ihr Klient ruhig drei Wochen verstreichen lassen bis zu einer Wiederholung der Therapie. Der Körper wird sich durch die neue Energiedurchflutung langsam regenerieren. Bei heftigen Beschwerden kann die Behandlung natürlich auch in kürzeren Abständen wiederholt werden. Wie oft behandelt werden soll, bestimmt der Klient selbst je nach seinem Bedürfnis.

Durch diese tiefgreifende Behandlung werden nun Körper und Seele neu mit Lebenskraft durchströmt. Es können gelegentlich aber auch Reaktionen auftreten wie bei homöopathischen Heilmitteln, also eine Erstverschlimmerung. Dies habe ich allerdings eher selten beobachtet. Manchmal braucht der Körper Zeit, sich auf einen erneuerten Stoffwechsel umzustellen, der Körper hat jedoch durch die Lichtbahnenbehandlung die notwendige Kraft erhalten, sich zu regenerieren und selbst zu heilen. Meistens fühlt sich der Klient unmittelbar erquickt, leichter und oft wie neu geboren!

Ein Beispiel aus meiner Praxis

Dazu möchte ich ein Beispiel aus meiner Praxis schildern. Es soll Ihnen lediglich zeigen, welche Möglichkeit die Lichtbahnenarbeit bei gesteigerter Sensibilität und wachsender Erfahrung für Sie bereit halten kann. Aber auch ohne Hellfühligkeit können Sie Ihren Mitmenschen viel Gutes tun, denn die Heilengel wirken stets mit Ihnen!

1. Behandlung

Eine Frau von 35 Jahren kommt das erste Mal in eine Lichtbahnenbehandlung. Sie leidet an Schmerzen, Schlaflosigkeit und unter Hautausschlägen. Die ärztliche Diagnose lautet: Weichteil-Rheumatismus mit psychosomatischen Störungen. Sie hat alle möglichen Medikamente ausprobiert, viele davon nicht gut vertragen und zum Teil mit Erbrechen reagiert. Auch ein dreiwöchiger Badeaufenthalt brachte keine Linderung ihrer Schmerzen. Sie war verzweifelt und bekam vom Arzt immer wieder neue Medikamente, darunter nun auch Antidepressiva verordnet.

Während der ersten Behandlung nehme ich eine starke Blockade im Blasen-Meridian im Nacken wahr, verbunden mit einem heftigen Gefühl von Schreck im Herzchakra. Ich frage sie während der Behandlung, ob sie einen Unfall erlitten hätte. Sie erzählt von einem schweren Autounfall vor Jahren. Ich bleibe mit meiner Berührung solange auf der blockierten Stelle im Nacken bis sich der Schreck im Herz-Chakra auflöst. Ein Gefühl von Ohnmacht und mangelndem Selbstwert überschattet zudem das Herz-Chakra. Ich „sehe“ eine entsprechende Szene in der Schule. Sie erinnert sich daran, dass sie in ihrer Schulzeit, enorm unter der Strenge eines Lehrers gelitten hat. Auch dieses Trauma wird aus dem Herz-Chakra gelöst.

Starke Blockaden behindern den Energiefluss im Hals, am Kiefer und Nacken. Hitze ist im Oberkörper gestaut (Hautausschlag im Dekolleté).

Die Anregung der Lichtbahnen bewirkt eine schöne Lichtentfaltung.

2. Behandlung
Zwischen der ersten und jeder weiteren Behandlungen liegen etwa vier Wochen.

Die Klientin fühlt sich besser, hatte aber in der Zwischenzeit Ärger und zudem in den Ferien in Nordafrika eine Darmverstimmung aufgelesen.

Während dieser Behandlung fühle ich eine weitere Blockade in der Nackengegend, verbunden mit einem Gefühl von heftiger Ablehnung im Solarplexus-Chakra. Ich „sehe", wie sie an den Händen gezerrt wird und gezwungen wird – gegen heftigen Widerstand – in ein Haus zu gehen und frage sie nach einem derartigen Erlebnis. Sie erinnert sich, wie sie als Kind einmal gegen ihren heftigen Widerstand zum Zahnarzt gehen musste. Die heftige Ablehnung blieb bis heute im Solarplexus bestehen.

Lebensenergie ist überall in ihren Leitbahnen blockiert. Ein Gefühl von Ärger löse ich aus dem Solarplexus-Chakra heraus. Sie bestätigt dieses durch Konflikte mit den Nachbarn verursachte Gefühl.

Ich löse nun alle Lichtbahnen und harmonisiere das ganze System.

3. Behandlung
Die unteren fünf Chakras weisen eine falsche Drehrichtung auf und haben sich geschlossen. Dadurch ist die Energie im ganzen Stoffwechselgeschehen geschwächt. Ich integriere die Chakras, indem ich die Drehrichtung ändere. Die Ohren sind unter Druck. Die Energie ist schwach in den Nieren. Die Klientin hatte viel Ärger im Geschäft.

Ich bringe das ganze Energiesystem wieder ins Strömen.

4. Behandlung
Ihr körperlicher und seelischer Zustand ist viel besser. Sie hat keine rheumatischen Schmerzen mehr und fühlt sich viel wohler. Gelegentlich stellt sie noch einen leichten Hautausschlag an einer bestimmten Stelle am Hals fest.

Es gibt noch einige Blockaden im Hals und Kopf. Sie arbeitet am Computer, deshalb entstehen solche Blockaden immer wieder. Noch einmal fühle ich während der Behandlung eine Blockade im Blasen-Meridian im Nacken, verknüpft mit einem Angstgefühl im Solarplexus-Chakra. Ich „sehe" sie als kleines Kind auf einer blühenden Wiese, habe aber das Gefühl, dass sie von Insekten gestochen wird. Sie bestätigt meinen Eindruck und erzählt, dass sie mit 4 Jahren in einen Ameisenhaufen gefallen ist und sehr schmerzlich „zerbissen“ wurde. Diese alte Angst löse ich aus dem Solarplexus-Chakra.

Während dieser vierten Lichtbahnenbehandlung öffnet sich zu ihrer großen Freude das Dritte Auge, und sie sieht zum ersten Mal hell leuchtendes violettes Licht.

5. Behandlung

Das Öffnen des Dritten Auges hat bei ihr einen nachhaltigen Eindruck hinterlassen. Ihr Befinden hat sich zu ihrer großen Freude gebessert. Keine Schmerzen mehr! Sie war nun seit Monaten nicht mehr beim Arzt und fühlt sich wunderbar. Sie ist sehr dankbar über diese Behandlung.

Bei dieser fünften Behandlung entfaltet sich das Licht sehr stark. Während wir im Licht eingetaucht sind – was ich mit dem Dritten Auge wahrnehme –, frage ich ganz im Stillen ihren Lichtengel, ob ich eine Botschaft vermitteln darf. In diesem Moment gibt es einen leichten Knall in der Wand hinter mir – eine Spannungsentladung – für mich ein wunderbares Zeichen! Ich frage meine Klientin, ob sie diesen Knall gehört hat. Sie bejaht es und hat gleichzeitig einen zarten, lieblichen Windhauch über ihrem Gesicht gespürt. Diese Erfahrung hat sie sehr beeindruckt. So gehen wir glücklich auseinander, für weitere Behandlungen kann sie sich nun nach Bedarf melden.

DRITTER TEIL

Lichtbahnenheilung für sich selbst

Wahrnehmung des eigenen Körpers

Erkenne und schätze deine
Einmaligkeit. Lausche in dein Inneres!
Nur du allein kennst deine
Innere Wahrheit.

BOTSCHAFT DER ENGEL

Sie haben jetzt grundlegende Kenntnisse über die Gesetze der Lebensenergie und haben gelernt, anderen eine Lichtbahnenbehandlung zu geben. Jetzt werde ich Ihnen zeigen, wie Sie auch an sich selbst die Lichtbahnen öffnen und von Blockaden befreien können. Sie werden zunehmend in der Lage sein, in aller Stille und Aufmerksamkeit Ihren Körper zu fühlen. Spüren Sie das feine Strömen der Lebensenergie in Ihrem Körper! So können Sie Blockaden mental erfühlen und aufzulösen beginnen. Betrachten Sie bitte aufmerksam das Befinden Ihres Körpers, er ist ja ein wunderbares Instrument der Seele und wird mit Licht und Kraft durchströmt. Er ist aber auch eine Verkleinerung der ganzen Erde – ja des ganzen Universums!

Beginnen wir mit der Wahrnehmung der Körpertemperatur. Eine ausgeglichene Körpertemperatur hängt ab von einem harmonischen Strömen des Lichts in den Meridianen als Yin- und Yang-Energie. Yang ist warme und Yin ist kalte Energie. Sind Ihre Hände oder Füße kalt? Kalte Füße bedeuten stagnierte Yin-Energie vom Boden her bzw. Mangel an wärmendem Yang vom Kopf her. Wenn Sie das Bewusstsein nun in die Füße lenken, sammelt sich dort Energie an, denn die Energie folgt Ihrer Aufmerksamkeit, sie beginnt zu fließen, und die Füße können auf diese Weise gewärmt werden.

Jetzt versuchen wir Energieblockaden wahrzunehmen. Fühlt sich Ihr Nacken steif oder verhärtet an? Ist der Hinterkopf blockiert und der Kopf zu heiß? Betrachten Sie ganz bewusst in aller Stille diejenigen Stellen, die eine Anregung brauchen. Es braucht einige Minuten, um Energie in Bewegung zu bringen. Auf diese Weise fühlen Sie bald, dass die Energie in Ihren Lichtbahnen Ihrer Geisteskraft, die eine Lichtenergie ist, gehorcht.

Wie fühlen sich Ihr Hals und Ihre Brust an? Fühlen Sie eine dumpfe, schwere Last auf der Brust? Betrachten Sie ganz ruhig diejenigen Stellen, die eine Energiedurchströmung brauchen. Bald spüren Sie, dass blockierte Energie auch hier wieder zu fließen beginnt.

Schmerzen entstehen – wie Sie immer besser bei sich selbst wahrnehmen werden – durch eine Disharmonie des Energieflusses und weisen auf blockierte Stellen in den Lichtbahnen hin! Es ist sehr hilfreich, wenn die schmerzenden Stellen aufmerksam betrachtet werden und der Schmerz angenommen wird. Die blockierte Energie wird durch diese aufmerksame Betrachtung – durch die lichtvolle Kraft des Geistes verbunden mit dem Licht der Engel – in Bewegung kommen.

Dies ist *eine* Möglichkeit zur Behebung von Blockaden. Die zweite ist: sanfte Berührung an bestimmten Körperstellen. Diese wirken noch intensiver. Die nachfolgende Anregungen der Lichtbahnen sind einfach zu erlernen. Sie zeigen, wie Sie bei sich selbst die Lichtbahnen öffnen können. Damit tragen Sie viel bei für eine gute Durchströmung Ihres eigenen Körpers – aber auch zur Integration in die kosmische Ordnung des Christuslichtes.

Die Fingerspitzen

An den Anfangs- und Endpunkten der Lichtbahnen, den *Ting-Punkten,* können Sie den Strom der Lebensenergie sehr gut bei sich selbst anregen. An den Fingerspitzen befinden sich seitlich des Nagelbettes – wie im zweiten Teil beschrieben – die Anfangspunkte von drei Yang- und Endpunkte von drei Yin-Leitbahnen. Yin-Energie strömt vom Boden her nach oben bis zu den Fingerspitzen, Yang-Energie strömt von den Fingerspitzen zum Kopf.

Stimulieren Sie diese wichtigen Punkte mit sanftem Druck ungefähr zwei Minuten lang. Dabei kreisen Sie vorerst leicht auf den Punkten und lassen dann die Berührung in ein ruhiges Strömenlassen übergehen.

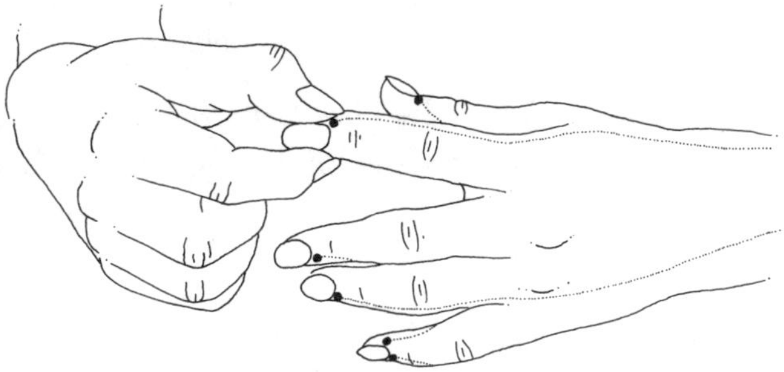

Fingerspitzen lösen

Die auf der Skizze abgebildeten Punkte werden zwischen Zeigefinger und Daumen stimuliert. Das ganze Energiesystem, insbesondere das Verdauungs- und Kreislaufsystem, wird durch ein solches sanftes Berühren an den Fingerspitzen mit neuer Kraft durchströmt. Lichtbahnenheilung entfaltet auch hier ihre hervorragende Heilkraft.

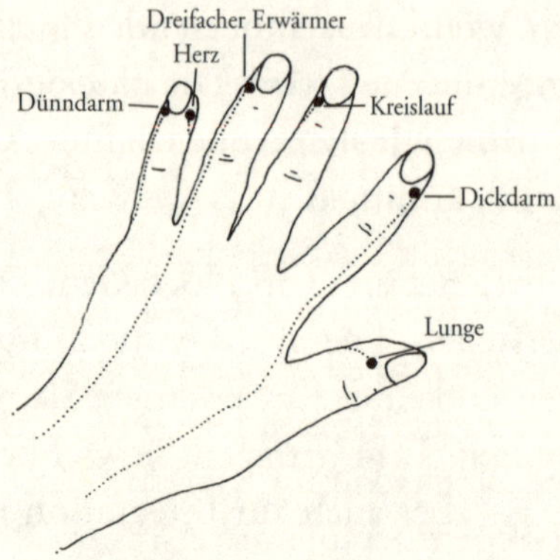

Ting-Punkte an den Fingerspitzen

Am Daumen endet der *Lungen-Meridian* (Yin) und geht über zum *Dickdarm-Meridian* (Yang) am Zeigefinger. Zusammen bilden sie ein Paar und sind dem Element *Metall* (Luft) zugeordnet.

Am Mittelfinger endet der *Kreislauf-Meridian* (Yin) und gibt die Energie weiter zum *Dreifachen Erwärmer* (Yang) am Ringfinger. Beide Leitbahnen bilden zusammen ein Paar und unterstehen dem Element *Feuer*.

Am inneren Nagelbett des kleinen Fingers endet der *Herz-Meridian* (Yin) und gibt die Energie weiter an den *Dünndarm-Meridian* (Yang) an der Außenseite. Beide Meridiane bilden ein Paar und unterstehen dem Element *Feuer*.

Der am Daumen endende *Lungen-Meridian* ist zuständig für die Atmungsorgane wie auch für die Energieversorgung der Lichtbahn in Brust, Arm und Daumen. Von hier aus können Sie Bronchitis, Husten und Schnupfen behandeln.

Die Stimulierung des Anfangspunktes des *Dickdarm-Meridians* am Zeigefinger kann Ihnen bei träger Verdauung und Verstopfung Linderung bringen. Schmerzen in Ihren Schultern oder im Arm können von hier gelöst werden, wenn die Blockade in dieser Leitbahn gegeben ist.

Die Anregung des Endpunktes des *Kreislauf-Meridians* am Mittelfinger harmonisiert Ihr peripheres Kreislaufsystem und verteilt die Lebensenergie vom Kopf hinunter bis ins Becken.

Die Stimulierung des Anfangspunktes des *Dreifacher-Erwärmer-Meridians* am Ringfinger löst Blockaden im Oberarm, Schulterbereich, in der seitlichen Halsgegend bis zum Ohr. Dieser wichtigen Energieleitbahn unterstehen drei Ebenen: der Lungenbereich, die oberen Verdauungsorgane und die untere Verdauungsebene. Der *Dreifache Erwär-*

mer wirkt im menschlichen Organismus ähnlich wie die Sonne auf der Erde. Verliert diese Lichtbahn an Kraft, sind die Auswirkungen im Körper so, als würde draußen in der Natur die Sonne nicht mehr scheinen. Lebenskraft und Lebensfreude schwinden und der Stoffwechsel im Verdauungstrakt ist geschwächt. Ein Mangel an diesem wärmenden Feuer kann sich negativ auf die Gelenke, auf das Verdauungssystem, auf eine ausgeglichene Körpertemperatur und auf die Psyche, insbesondere auf die Lebensfreude auswirken. Die Lichtbahn des *Dreifachen Erwärmers* reagiert besonders empfindlich auf elektromagnetische Strahlungen aus Computern und Handys. Diese Geräte können, wie bereits erwähnt, enorme Blockaden im Kieferbereich und in der seitlichen Halsgegend verursachen. Lichtbahnentherapie bietet Ihnen eine willkommene und ganz einfache Möglichkeit, durch belastende Arbeitsbedingungen entstandene Blockaden durch Behandlung beispielsweise des Anfangspunktes des *Dreifacher-Erwärmer-Meridians* an Ihrem Ringfinger immer wieder selbst aufzulösen.

Das Berühren und sanfte Stimulieren des kleinen Fingers (Endpunkt des *Herz-Meridians* und Anfangspunkt des *Dünndarm-Meridians*) bringen Ihnen Lebenskraft in das Herz und in den Verdauungsbereich des Dünndarms.

Aber nicht nur das Herz und die Verdauung reagieren hervorragend auf eine Stimulierung des kleinen Fingers, auch der ganze Bereich des Energieflusses der Meridiane, nämlich die Hand, die Arme, die Schultern und der Hals werden befreit von Energieblockaden. Dies gilt auch für alle übrigen Meridiane: *Alle Körperteile erhalten Lebenskraft dort, wo Lichtbahnen hindurchströmen.* Die Stimulierung des kleinen Fingers ist zudem eine sehr wirksame *Sofort-Hilfe* bei Herz- und Kreislaufstörungen. Hier ist ein echter **Notfallpunkt.** Bei solchen Störungen ist aber immer ein Arzt zu rufen!

Die Stimulierung der Anfangs- und Endpunkte der Leitbahnen wirkt im Energiesystem ähnlich wie der Schalter des elektrischen Stromnetzes. Ein Druck genügt – und schon brennt das Licht. Eine Leitung zur Lampe macht dies möglich. In unserem Körper sind die Meridiane solche Leitungen. Sie versorgen die angeschlossenen Organe – vergleichbar mit leuchtenden Lampen – mit der nötigen Lebenskraft. Auch in unserem Energiesystem kann es zu einer „Stromunterbrechung" kommen. Lichtbahnenarbeit beseitigt solche Störfelder im wunderbar strömenden System des Lichtes und der durch uns hindurch fließenden Kraft.

Bei Ihnen wie auch bei älteren oder kranken Menschen ermöglicht die Anregung der Ting-Punkte eine wohltuende und leicht zu praktizierende Öffnung der Lichtbahnen. Ganz besonders hilfreich wirkt diese Stimulierung bei Kindern. Man kann die stimulierende Berührung kombinieren mit einem Kinderreim – dies fasziniert die Kinder nach meinen Erfahrungen enorm. Bei Frauen, die ein Kind erwarten, kann die Lichtbahnenarbeit an den Fingern eine ganze Behandlung ersetzen!

Nachfolgend sehen Sie eine Zusammenfassung, bei welchen körperlichen wie auch seelischen Beschwerden die Lichtarbeit an den Fingerspitzen Heilung schenken kann. Bei anhaltenden Beschwerden gilt wie immer: Konsultieren Sie einen Arzt Ihres Vertrauens zur Abklärung!

LICHTBAHNENHEILUNG AN DEN FINGERSPITZEN HAT HEILENDE WIRKUNG BEI

körperlichen Beschwerden, wie
Kreislaufproblemen – Herzbeschwerden – Kopfschmerzen – Schmerzen in Fingern, Armen und Schultern – Ohrengeräuschen – Schwindel – Verdauungsproblemen – Hitzewallungen – Erschöpfungszuständen – Asthma – Husten – Halsschmerzen – Schlaflosigkeit

seelischen Belastungen, wie
Angstzuständen – Kummer – Traurigkeit – Schuldgefühlen – innerer Unruhe und Spannungsgefühlen – Schwermut – Depression – Verzweiflung – Stolz – Sarkasmus – Bedrücktheit

„Betende Hände"

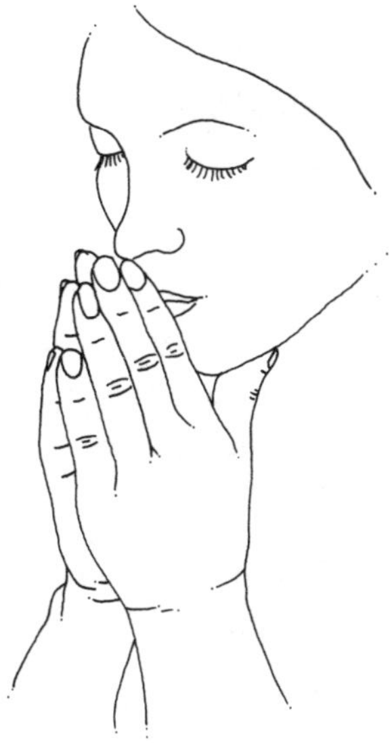

Eine ganz subtil heilende Wirkung hat das Aneinanderlegen beider Hände. Mystiker alter Zeiten lehrten die Menschen, die Hände zum Gebet zusammenzulegen. Tatsächlich bewirkt das Aneinanderlegen der Hände und Fingerspitzen eine starke Lichtdurchströmung des ganzen Körpers!

Bitte führen Sie Ihre beiden Handflächen einmal langsam und mit voller Aufmerksamkeit zusammen. Beide Handflächen und die Fingerspitzen berühren sich leicht. Eine ganz besondere Wirkungskraft entfaltet sich, wenn – wie in der Abbildung dargestellt – die zusammengelegten Hände mit den Zeigefingern sanft die Lippen und die Daumen das Kinn berühren. Durch eine wohltuende innere Stille und im Verweilen in dieser Haltung werden die heilenden Ströme im ganzen Körper wahrgenommen. Wenn Sie nun im Stillen Ihre Engel oder geistigen Helfer anrufen, findet sofort eine Verbindung zu höheren Dimensionen des Lichtes statt. Bald werden Sie eine wunderschöne, zarte Durchflutung vom kosmischen Licht durch die „betenden Hände" fühlen. Die Hände bauen ein starkes Energiefeld auf, da rechte und linke Seite unterschiedlich gepolt sind. Auch an den Lippen baut sich ein hochsensibles Kraftfeld auf.

Durch eine sanfte Berührung der Unterseite des Kinns lösen sich Blockaden im Bereich der Speicheldrüsen. Blockaden in diesem Bereich können einen dauernden Reiz auf die Speicheldrüsen ausüben, was ein permanentes Hungergefühl auslöst. Hier liegt eine der wichtigen Ursachen von Übergewicht. Das Lösen von Blockaden im Kinnbereich ist das beste und günstigste Schlankheitsmittel!

Auf der nachfolgenden Tabelle finden Sie Hinweise, welche Beschwerden körperlicher oder seelischer Art mit der Haltung „Betende Hände“ positiv beeinflusst werden können.

LICHTBAHNENHEILUNG DURCH „BETENDE HÄNDE“ HAT EINE HEILENDE WIRKUNG BEI

körperlichen Beschwerden, wie
Kopfschmerzen – Schwindel – Bluthochdruck – Kreislaufbeschwerden – Schmerzen in Armen und Schultern – Verdauungsbeschwerden – Magenschmerzen – Ohrendruck und Ohrengeräuschen – Herzbeschwerden – Erschöpfungszuständen – Übergewicht

seelischen Belastungen, wie
Bedrücktheit – Einsamkeitsgefühlen – Eifersucht – Schuldgefühlen – Überempfindlichkeit – mangelndem Selbstvertrauen – Hassgefühlen – depressiven Verstimmungen

Berührungen des Gesichts

Die Skizze gibt Ihnen nochmals einen Überblick über die Anfangs- und Endpunkte der Lichtbahnen im Gesichtsbereich.

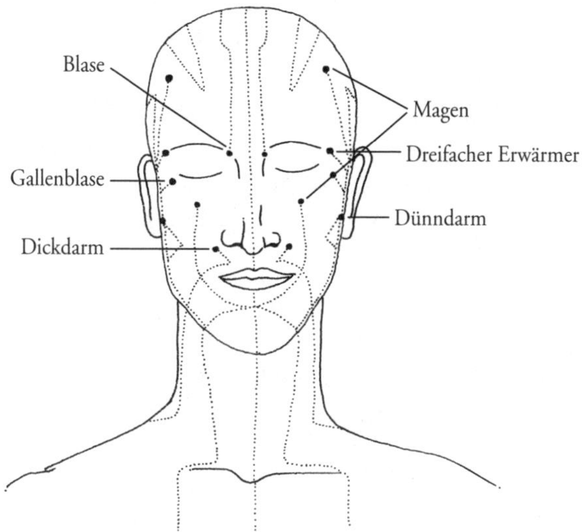

Kopfpunkte

Stellen Sie sich einen Baum vor! Er hat Wurzeln in der Erde. Die Blätter öffnen sich zum Sonnenlicht. Von den Wurzeln fließt Wasser mit Nährsalzen hinauf bis in jedes Blatt und verdampft. Das Licht der Sonne wird von den feinen Poren der Blättchen aufgenommen und verwandelt sich in Materie. Ein Kreislauf zwischen oben und unten macht den Baum zu unserem Kraft- und Lebensspender. Ähnlich den Ästen des Baumes sind unsere Finger, und wie die Wurzeln sind unsere Füße mit den Zehen. An den Fingerspitzen und an den Zehen befinden sich starke Kraftfelder. Yin-Energie wechselt dort zu Yang-Energie oder umgekehrt.

Yin-Energie strömt also von den Füßen hinauf zur Brust und weiter durch die Arme in die Fingerspitzen. Yang-Energie strömt aus den Fingerspitzen die Arme entlang zum Kopf und von da hinunter bis zu den Füßen.

Am Gesicht enden folgende drei Yang-Meridiane, die an den Fingerspitzen beginnen:

Dickdarm-Meridian seitlich der Nasenflügel

Dreifacher-Erwärmer-Meridian an den Schläfen

Dünndarm-Meridian vor dem Ohrläppchen.

Am Gesicht finden Sie drei Yang-Meridiane, die hier beginnen und an den Zehenspitzen enden:

Magen-Meridian über der Stirn und unter dem Auge

Gallenblasen-Meridian am höchsten Punkt der Wange

Blasen-Meridian an der Nasenwurzel bei den Augenbrauen

Mit der folgenden *Berührung* lernen Sie die Lichtbahnen am Gesicht zu fühlen und zu stimulieren. Legen Sie die Daumen ungefähr fünf Minuten lang auf die untere Seite des Wangenknochens (an den Wurzeln der oberen Zähne) und die anderen Finger flach auf die höchste Stelle der Stirn, wie auf der Abbildung dargestellt.

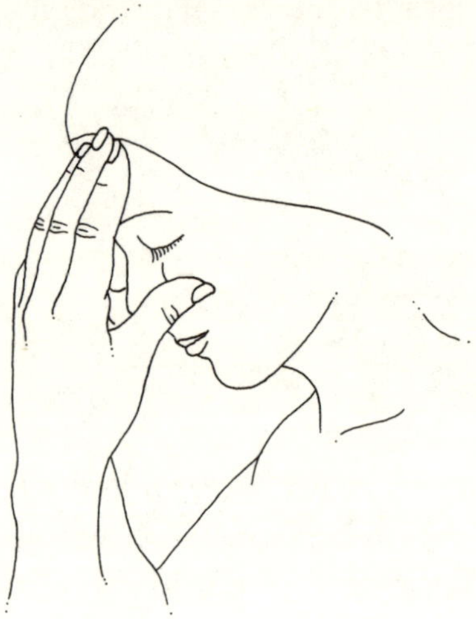

Wange und Stirn lösen

Diese heilsame Berührung stimuliert besonders den *Magen-Meridian* und fördert das Strömen der Lebensenergie von oben nach unten. Bald werden Sie dieses zarte Strömen wahrnehmen. Dabei entspannt sich der ganze Kopfbereich, und Sie fühlen sich im Kopf leichter und kräftiger im Bauch und in den Beinen.

Der *Gallenblasen-Meridian* auf dem höchsten Punkt des Wangenknochens bringt Lebenskraft in die oberen Verdauungsorgane, in die Hüftgelenke und Knie bis zu den Zehen hinunter.

Der *Blasen-Meridian*, an der Nasenwurzel etwa bei den Augenbrauen beginnend, bringt Lebenskraft über den Kopf, die Wirbelsäule entlang zum Gesäß und auf der Hinterseite der Beine hinunter bis zu den kleinen Zehen. Die Anfangspunkte sind leicht zu ertasten, sie fühlen sich an, als ob man einen überaus feinen Magneten berühren würde.

Hier wieder eine Zusammenstellung, die Ihnen zeigt, wie Sie durch diese Übung beitragen können für Ihr Wohlbefinden!

LICHTBAHNENHEILUNG AM GESICHT HAT HEILENDE WIRKUNG BEI

körperlichen Beschwerden, wie
Schlaflosigkeit – Schwindel – Magenschwäche – Zahnschmerzen – Blähungen – Rückenschmerzen – Schmerzen an den Knien oder Fußgelenken, Hüftschmerzen – Kopfschmerzen – Halsschmerzen – Brustproblemen – Asthma – Blasenbeschwerden

seelischen Belastungen, wie
Unruhe – Stressgefühlen – Kummer – Frustration – Ungeduld – Ängsten – Hilflosigkeit – Wut – Unentschlossenheit

Lösen des Hinterkopfes

Die Berührung Ihrer beiden Hände kann am Hinterkopf viel zu einem harmonischen Strömen der Lebensenergie beitragen. Wenn Sie unter Kopfschmerzen und Schwindel leiden oder einfach Ihre Gedanken nicht mehr zur Ruhe bringen, kann Ihnen diese Übung Linderung verschaffen. Legen Sie Ihre Hände ungefähr fünf Minuten lang flach auf den Hinterkopf, den Daumen auf den Übergang zum Nacken. Blockaden lösen sich dadurch im *Gallenblasen-* und *Blasen-Meridian.* Oft sind Hinterkopfblockaden die Ursache von Schlafstörungen. Sie werden staunen, wie wunderbar die Lichtbahnen zu strömen beginnen im ganzen Kopf, im Rücken, im Becken, in den Hüften, in den Knien und in den Fußgelenken! Der Kopf wird leichter, innere Gelassenheit bekommt wieder mehr Raum in Ihrer Seele.

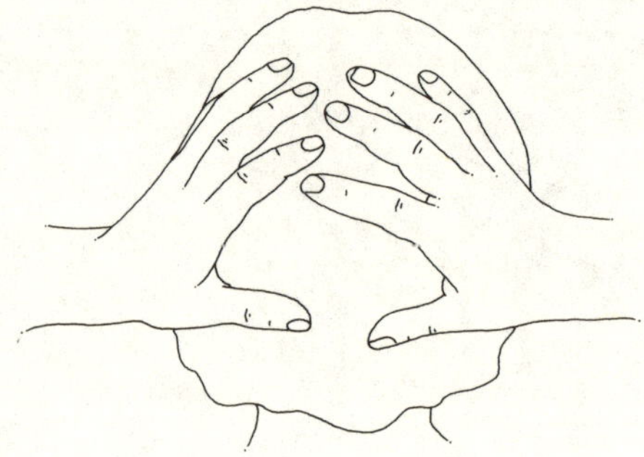

Hinterkopf lösen

LICHTBAHNENHEILUNG AM HINTERKOPF HAT HEILENDE WIRKUNG BEI

körperlichen Beschwerden, wie
Kopfschmerzen – Schwindel – Augenschwäche – Nackenverspannungen – Schmerzen in den Hüftgelenken – Knieschmerzen – Rückenschmerzen – Schlafstörungen – Blasenproblemen

seelischen Belastungen, wie
Ängsten – Ungeduld – Schreckhaftigkeit – Ärger – Unentschlossenheit – Hilflosigkeit

Lichtbahnenheilung am Schlüsselbein

Wenn Sie unter Blockaden im Nacken und Halsbereich leiden, wird Ihnen diese Übung sicher helfen. Solche Blockaden in den Lichtbahnen behindern im Bereich des Halses ein harmonisches Strömen vom Kopf hinunter zu den unteren Körperbereichen und sind Ursache von Schlafproblemen, Bluthochdruck, Kopfschmerzen, Verschleimungen, Ohrendruck, Kiefer- und Zahnproblemen, Schwindel und noch vielem mehr. Der Nacken ist verspannt, und die Energien fließen nicht mehr frei von den Armen zum Kopf, was wiederum zu Schmerzen im Schultergelenk und in den Armen und Fingern führen kann.

Legen Sie die Fingerspitzen beider Hände sanft auf den oberen Rand des Schlüsselbeins. Sie finden das Schlüsselbein als Querverbindung zu den Schultern seitlich unter dem Hals. Lassen Sie Ihre Finger ungefähr fünf Minuten lang auf dieser Stelle ruhen.

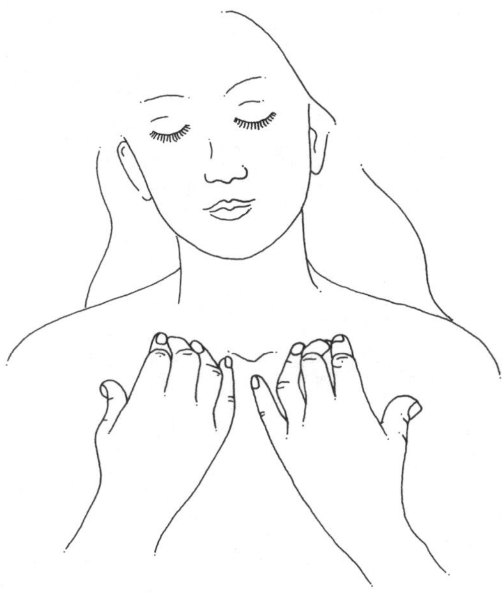

Hände auf dem Schlüsselbein

Da mit dieser Übung besonders der *Magen-Meridian* stimuliert wird, hilft sie bei Reiseübelkeit, denn diese Lichtbahnenarbeit löst Blockaden im Kopf, Kiefer, Hals, Magen, Unterleib, in den Knien und Füßen. Energie strömt wohltuend vom Kopf bis zu den Füßen. Bauch, Unterleib und Beine werden erneut mit Energie durchströmt. Sogar die Füße können gewärmt werden durch diese leichte Berührung!

Die folgende Zusammenstellung zeigt ihnen, welche seelischen und körperlichen Beschwerden durch diese sanfte Berührung positiv beeinflusst werden können.

LICHTBAHNENHEILUNG AUF DEM SCHLÜSSELBEIN HAT HEILENDE WIRKUNG BEI

körperlichen Beschwerden, wie
Reisebeschwerden, empfindlichem Magen – Kopfschmerzen – Schwindel – Zahnschmerzen – Ohrenproblemen – Augenentzündungen – Halsschmerzen – Bronchitis – Magenbeschwerden – Verdauungsbeschwerden – kalten Füßen – Unterleibsbeschwerden – Knieschmerzen – Hautproblemen – Ekzemen

seelischen Belastungen, wie
Stress – Müdigkeit – Erschöpfungszuständen – Ablehnung – Ekelgefühlen – Zweifel – Kritiksucht – Unbeweglichkeit

Lichtbahnenheilung am Knie

Sie werden durch die unten gezeigte einfache Berührung der Knie schnell spüren, dass die Knie eine Verbindung zum Kopf haben. Lichtbahnenarbeit stimuliert auch hier wieder ein ganzes System von strömenden Leitbahnen: Hier finden Sie neben dem *Magen-* auch den *Gallenblasen-Meridian,* die vom Kopf nach unten in die Füße fließen. Zudem hat das Knie eine Entsprechung zum Kopf, es ist sozusagen ein verkleinerter Kopf. Deshalb können Sie z. B. Kopf- oder Zahnschmerzen auch an den Knien gut behandeln. (Versäumen Sie natürlich nicht die Abklärung durch den Arzt, wenn Beschwerden anhalten!)

Diese Berührung der Knie stimuliert den Energiefluss vom Kopf bis zu den Füßen! Auch diese Übung ist eine Wohltat für alle, die am Computer arbeiten, weil wie erwähnt durch diese Arbeit meistens starke Blockaden im Kiefer-, Hals- und Brustbereich entstehen.

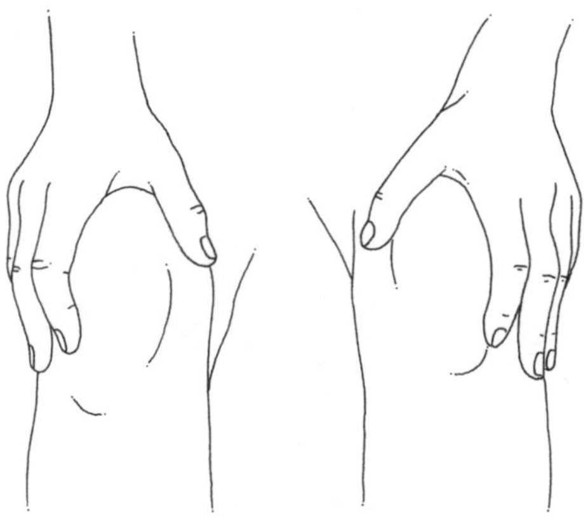

Hände auf Knie

Umfassen Sie mit den Händen beide Knie. Der Daumen liegt auf der Innenseite des Knies, die anderen Finger auf der Außenseite. In dieser Stellung verweilen Sie ruhig mindestens fünf Minuten lang. Es wird Ihnen gut tun.

Sie werden bald spüren, wie Energie vom Kopf nach unten durch den Bauch und durch das Becken strömt. Auch für Beine und Füße ergibt sich eine neue Kraftdurchströmung.

LICHTBAHNENHEILUNG AM KNIE HAT HEILENDE WIRKUNG BEI

körperlichen Beschwerden, wie
Zahnschmerzen – Ohrenbeschwerden – Hungergefühlen – Asthma – Magenbeschwerden – Verdauungsbeschwerden – Kopfschmerzen – Bluthochdruck – Kreislaufbeschwerden – Schmerzen an Knien und Füßen – Hüftgelenkschmerzen

seelischen Belastungen, wie
Verbitterung – Ablehnung – Zweifel – Wut – Zorn – Ärger – Rachegefühlen

Die Zehenspitzen

Wie an den Fingerspitzen befinden sich auch an den Zehenenden leicht stimulierbare Anfangs- und Endpunkte von sechs Leitbahnen. Warme Yang-Energie fließt vom Kopf bis zu den Zehenspitzen. Wenn dies nicht geschieht, sind meistens die Füße kalt, weil die kühlende Yin-Energie zu wenig Anregung bekommt, um nach oben zu strömen. Dabei staut sie sich in den Füßen und Unterschenkeln und die diesen Leitbahnen entsprechenden Organe erhalten zu wenig Lebensenergie.

Nehmen Sie wie beim Lösen der Fingerspitzen die Zehen am Nagelbett zwischen Daumen und Zeigefinger. Auf der Abbildung sehen Sie als Wiederholung von Punkt 13 bei der Lichtbahnenarbeit für Mitmenschen, welche Meridiane hier beginnen oder enden.

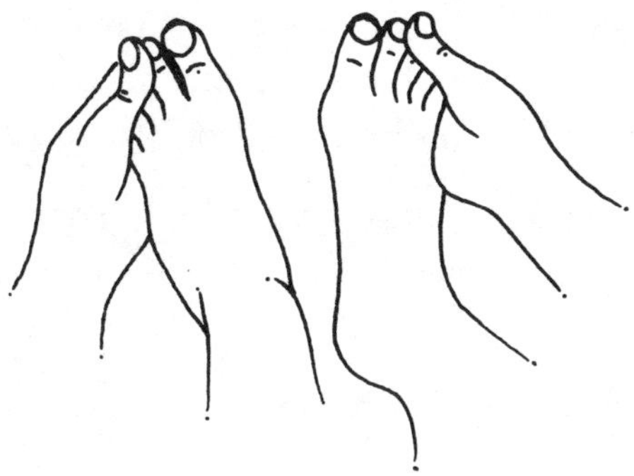

Die Zehenspitzen lösen

An den Zehenspitzen enden drei Yang-Meridiane:
Magen-Meridian – Blasen-Meridian – Gallenblasen-Meridian.

Hier beginnen drei Yin-Leitbahnen:
Milz-Meridian – Leber-Meridian – Nieren-Meridian

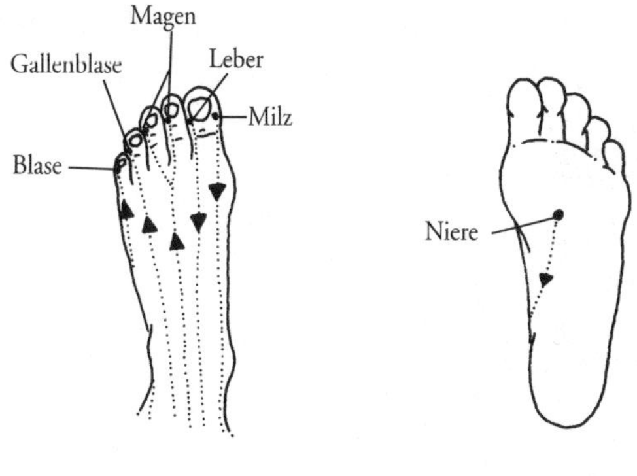

Ting-Punkte an den Zehen und in der Mitte des Fußes

An der Außenseite des Nagelbettes der kleinen Zehe befindet sich der Ting-Punkt des *Blasen-Meridians.* Umkreisen Sie diesen Punkt zwischen Daumen und Zeigefinger behutsam und einfühlsam. Bei der 2. Zehe wird der Endpunkt des *Gallenblasen-Meridians* stimuliert. Bei den folgenden beiden Zehen (3. und 4.) befindet sich der Endpunkt des *Magen-Meridians.* An beiden Seiten des Nagelbettes an der großen Zehe sind die Anfangspunkte der beiden Yin-Meridiane: *Milz* und *Leber.* Den Anfangspunkt des *Nieren-Meridians* finden Sie in der Mitte der Fußsohle auf der Unterseite des Fußes.

Lichtbahnenarbeit an den Zehen hat eine sehr entspannende Wirkung auf den ganzen Organismus. Dabei wird, wie erwähnt, der harmonische Ausgleich zwischen der aktiven Yang-Energie und der passiven Yin-Energie aktiviert und die entsprechenden Elemente stimuliert.

Die Energie der *Gallenblasen-Leitbahn* (Yang) wird übernommen vom *Leber*-Meridian (Yin) und weitergeleitet bis in die Rippengegend. Diese beiden Ströme bilden ein Paar aus dem Element *Holz.*

Der *Blasen-Meridian* (Yang) gibt seine Energie weiter an den *Nieren-Meridian* (Yin) und bilden zusammen ein Paar aus dem Element *Wasser.*

Der *Magen-Meridian* (Yang) gibt seine Energie weiter an den *Milz-Meridian* (Yin) und bilden zusammen ein Paar aus dem Element *Erde.*

LICHTBAHNENHEILUNG AN DEN ZEHENSPITZEN HAT HEILENDE WIRKUNG BEI

körperlichen Beschwerden, wie
Hautproblemen – Ekzemen – Verdauungsstörungen – Krampfadern – Hämorrhoiden – Inkontinenz – Potenzstörungen – Blasenschwäche – Nierenschwäche – Kopfschmerzen – Schwindel – Kreislaufbeschwerden

seelischen Belastungen, wie
Angst – Schrecken – Frustration – Aberglaube – Befürchtungen – Unentschlossenheit – Wut – Stolz – Rachegefühlen – Zorn

Lichtbahnenheilung auf dem Brustbein

In der Mitte des Körpers, verlaufend vom Schambein bis zur Unterlippe, führt das *Diener-Gefäß* Yin-Energie von unten nach oben. Dieser Hauptstrom regiert über alle Yin-Meridiane. Wenn Sie mit den Fingerspitzen diese Lichtbahn berühren, stimulieren Sie gleichzeitig alle Yin-Meridiane. Die Berührung wirkt beruhigend und kühlend. Die linke Körperseite steht in Verbindung zu diesem Hauptgefäß.

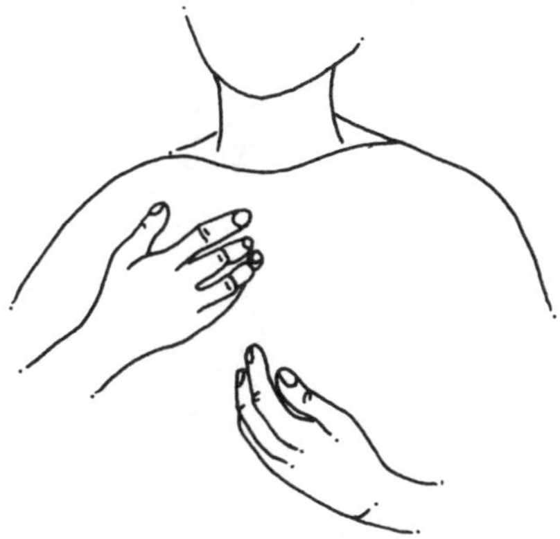

Berührung auf dem Brustbein

Die Energie wird an den Lippen weitergeleitet an das *Lenker-Gefäß,* und fließt weiter von der Oberlippe über den Kopf, in der Mitte des Rückens hinab bis zum Damm. Die Berührung dieses Lichtstromes ist anregend und wärmend, denn er beeinflusst alle Yang-Meridiane.

Lichtbahnenarbeit auf dem Brustbein harmonisiert bei innerer Unruhe und Spannungen wunderbar. Vom Solarplexus bis zum Hals berühren Sie mit den Fingerspitzen alle Punkte auf der Mittellinie Ihres Körpers. Diese Berührung entspannt sehr und ist ein hervorragendes Beruhigungsmittel. Auch bei Hitzewallungen in den Wechseljahren hat sich diese leichte Übung sehr bewährt.

Mit diesen einfachen Übungen werden Sie bei sich selbst Erfahrungen von unschätzbarem Wert machen. Sie werden sehen: Diese neue Form der Gesundheitsvorsorge ist einfach, und das Strömen der Meridiane ist ziemlich schnell fühlbar. Erfreulicherweise hat sich unsere Sensibilität in den letzten Jahren so stark entwickelt, dass ich erfahren durfte, wie diese neue Therapieform immer mehr Menschen angesprochen hat – und sicher bin, dass sie zukünftig immer breitere Schichten ansprechen wird. Auf diese Weise werden die wahren Ursachen von gesundheitlichen Störungen rechtzeitig wahrgenommen. In diesen Wahrnehmungen eingebettet vertieft sich ein vertrauensvolles Wissen, dass der Energiekörper aus dem allumfassenden göttlichen Urlicht gespeist wird – einem Licht, welches Liebe, Freude und Güte in uns weckt. Lichtbahnenarbeit ist nicht nur für die körperliche Gesundheit notwendig, es ist gleichzeitig eine neue Ausrichtung zur hohen Schwingung des Christuslichtes. Jede Erkrankung oder seelische Verstimmung sollte zuerst durch Lichtbahnenarbeit behandelt werden, weil die Wiederherstellung eines harmonisch fließenden Energiesystems die Basis bildet für den körperlichen und seelischen Heilungsprozess.

LICHTBAHNENHEILUNG AUF DEM BRUSTBEIN HAT HEILENDE WIRKUNG BEI

körperlichen Beschwerden, wie
Verspannungen – Hitzewallungen – Wechseljahrbeschwerden – Verdauungsstörungen – Herz- und Lungenerkrankungen – Sprechstörungen – Rückenschmerzen

seelischen Belastungen, wie
inneren Spannungen, Ängsten – Nervosität – Ungeduld

Selbstheilung durch Meditation

Wir dürfen eine wichtige Möglichkeiten zur Selbstheilung nicht unbeachtet lassen: Meditation oder innere Stille. Regelmäßiges Meditieren ist ein hervorragender Weg, sich selbst zu heilen. In der Stille öffnen wir uns für das allumfassende kosmische Licht. Dadurch verstärkt sich das Licht in unserer Aura und aktiviert das Strömen der Lebenskraft.

In der Meditation üben wir nicht nur eine wohltuende Gedankenruhe, wir erkennen und beobachten auch die Gedanken und Gefühle. Das Bewusstsein wird in der Stille geöffnet zu höchsten Dimensionen des Lichtes, und Intuition und Kreativität können durch den Ruhezustand sanft einströmen. Die innere Stille ermöglicht uns zudem eine feine Wahrnehmung der Gefühle in unseren Chakras. Dieses Gewahrwerden wirkt in sich schon heilend und transformiert belastende Gefühle. In der Stille werden unsere Chakras frei von Blockaden, und die Meridiane strömen erfüllt von neuer Kraft.

Das aktive Denken entfernt uns aus unserem inneren Wesenskern – unserem Zentrum. Wir beschäftigen uns dabei mit der Vergangenheit oder mit der Zukunft. Beachten wir jedoch immer, dass Gedanken sehr *kreative* Energien sind, denn sie erschaffen fortwährend unsere Wirklichkeit! Deshalb ist es von größter Wichtigkeit, dass wir dasjenige denken, was wir wirklich möchten und nicht dasjenige, was wir nicht möchten! Wir weben mit den eigenen Gedanken fortwährend an unserem irdischen Schicksal. Geistige Entwicklung geschieht jedoch immer in den kurzen Momenten der Gedankenruhe. Dabei wächst ganz subtil unsere Selbsterkenntnis. Selbsterkenntnis hilft seelische Nöte lindern, indem Sie Gedankenmuster betrachten und kontrollieren lernen.

In aller Stille erfühlen wir unser inneres Befinden, bestehend aus Gefühlen oder Emotionen. Doch dieses Erfühlen der Gefühle müssen wir zunächst einmal entwickeln. Erst in der Stille wird es möglich, erst die Gedankenruhe macht uns zu bewusst fühlenden Wesen! Das Wahrnehmen der Gefühle hat eine unerhört transformierende Heilkraft. Fühle die Angst – und sie löst sich auf! Fühle die Trauer, weine die Tränen – und die Trauer löst sich auf! Fühle den Neid, die Missgunst und vieles mehr! Nimm die tiefsten, verdrängten Gefühle wahr – und siehe, sie lösen sich auf ins Licht!

Meditation entfaltet Ihr Wachstum zum Licht hin auch in anderer Weise, weil erst die Stille die Verschmelzung von Schwingungsfrequenzen höherer Dimensionen ermöglicht. Das innere Licht beginnt zu leuchten; auch wenn hin und wieder ein Schleier über dem Licht liegt – das Licht ist immer da. Wie die Sonne hin und wieder von Wolken verborgen ist, so bedeuten die Regenwolken für die Erde doch Wachstum und Fruchtbarkeit. Immer nur Sonne wäre verhängnisvoll, und so geschieht auch seelisches Wachstum am stärksten durch Krisen und Leiden.

Meditation erhöht Ihre Schwingung und Einstellung zur geistigen Lichtwelt und den himmlischen Helfern. Täglich ein paar Minuten meditieren, in die Stille gehen, eröffnet Ihnen ganz neue Dimensionen des Bewusstseins. Ihre Aura und das Energiesystem werden durchströmt mit neuer Lebenskraft, Blockaden werden Sie feinfühlig wahrnehmen und auflösen können. Meditation ist somit die Grundlage zur spirituellen Entfaltung, Selbsterkenntnis und Selbstheilung.

VIERTER TEIL

Vertiefendes Wissen über die Gesetze der Lebenskraft

Die fünf Elemente - verankert im Licht der Engel

Du bist ein Gotteskind, bist aus
Licht geboren, lebst durch das
Licht und leuchtest in diese Welt.

Botschaft der Engel

Nachdem Sie nun den praktischen Ablauf einer Behandlung an Klienten und für sich selbst kennengelernt haben, möchte ich Sie mit den tieferen Zusammenhängen der Lichtbahnenheilung vertraut machen. Lichtbahnenarbeit ist eine subtile, natürliche Heilmethode, die auf einem soliden Fundament aufgebaut ist. Grundkenntnisse über das Energiesystem, über Meridiane und Chakras sollten zur Allgemeinbildung gehören, denn sie sind ein Teil unserer Natur. Energien sind heute zum Teil noch nicht messbar, aber sie sind fühlbar – und dies immer besser, je mehr sich die Sensibilität in nächster Zeit entwickeln wird.

Die chinesische Heilkunde, aus der wie erläutert auch die Meridianlehre stammt, hat ein überaus gutes System für die Wirkungskräfte der Elemente überliefert. Alles wird nach dieser Sicht beeinflusst von den Wirkungskräften der fünf Elemente – in der Natur außen wie im Inneren des Körpers. Was in der Natur geschieht, das geschieht in gleicher Weise im Körper. Paracelsus, der große Arzt des Mittelalters, pflegte eine ganzheitliche Betrachtung der Körperfunktionen der Menschen und hat uns den sehr schönen Satz hinterlassen:

„Die Natur ist ein nach aussen gekehrter Mensch,
und der Mensch ist eine nach innen gekehrte Natur."

Nach der chinesischen Heilkunde unterscheidet man fünf miteinander wirkende Elemente. Sie verkörpern Prinzipien, die im menschlichen Körper, in den Wohnräumen (Feng Shui), im Wechselspiel der Natur und im Kosmos durch geistige Ordnungskräfte in Harmonie gehalten werden.

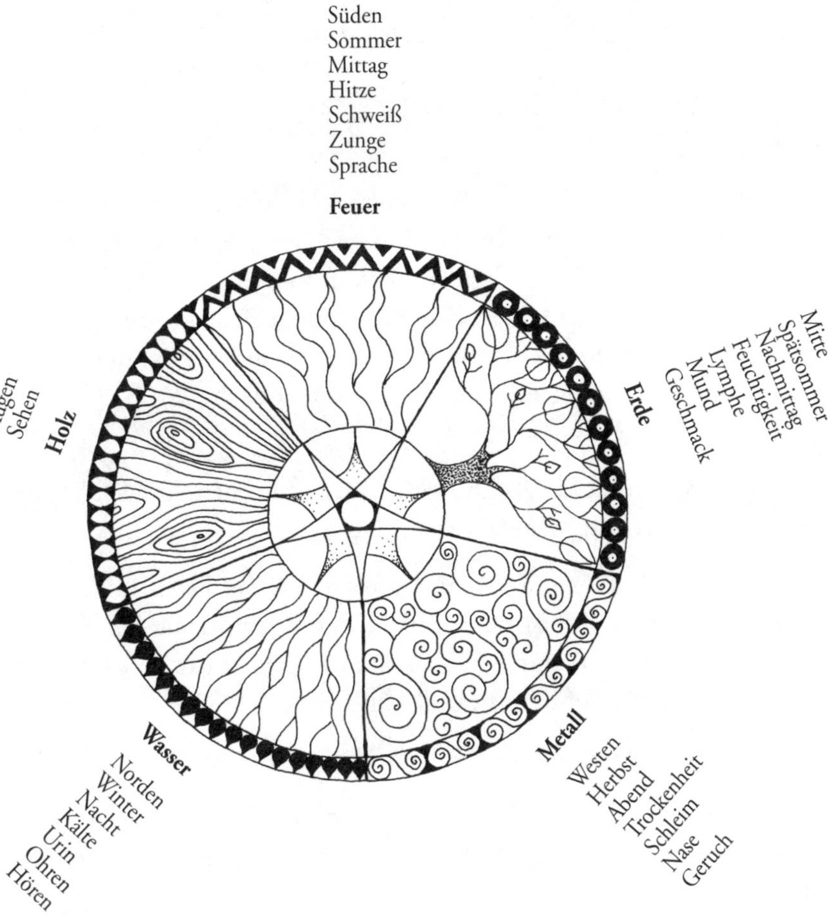

Die fünf Elementekräfte

Gott hat den Mikrokosmos (den Menschen) erschaffen,
um alle natürlichen Mysterien zu offenbaren,
auf dass sichtbar werde, was unsichtbar ist.

Paracelsus

Zusammenspiel der Elemente in Natur und Körper

Inmitten der Naturkräfte leben wir eingebettet in einer grandiosen Ordnung von Licht- und Kraftfeldern. Natur und Körper sind nach denselben Bausteinen und Prinzipien lebendig wie auch beweglich. Die Natur ist großräumig, der Körper ein verkleinertes Abbild davon. Die Fünf-Elemente-Lehre bestätigt sich uns im aufmerksamen Beobachten der Natur: Einerseits fördern die Elemente einander, andererseits kontrollieren sie sich, damit kein unkontrolliertes Wachstum entsteht.

Beobachten Sie, wie Elemente einander fördern: Aus Wasser entsteht Holz, daraus das Feuer, Feuer nährt die Erde als Dünger, in der Erde entsteht Metall, und dieses nährt das Wasser in Form von Mineralsalzen.

Beobachten Sie, wie Elemente einander kontrollieren: Feuer in der Erde hemmt die Verbreitung des Metalls, Mineralstoffe (Metall) kontrollieren das Wachstum des Holzes, Holz kontrolliert durch Wachstum die Erde, Erde kontrolliert Wasser in der Ausdehnung, und Wasser hemmt und kühlt Feuer.

Die nachfolgende Zusammenstellung gibt Ihnen einen klaren Überblick:

Die Elemente halten sich im Gleichgewicht durch Förderung oder Begrenzung – sowohl in der Natur als auch im Körper aller Lebewesen ringen sie um dieses Gleichgewicht.

DER NÄHRENDE KREISLAUF:

Wasser	→	Holz
Holz	→	Feuer
Feuer	→	Erde
Erde	→	Metall
Metall	→	Wasser

DER KONTROLLIERENDE KREISLAUF:

Feuer	→	Metall
Erde	→	Wasser
Metall	→	Holz
Wasser	→	Feuer
Holz	→	Erde

Viele Vorgänge in der Natur spiegeln sich in verkleinerter Form in unserem Körper. Das Feuer (Sonne) gibt dem Wasser Verdunstungskraft. In der Natur bilden sich Wolken, im menschlichen Körper verdunstet Wasser vorwiegend durch die Lungen. Als Regen fällt Wasser auf die Erde, bringt Wachstum und Gedeihen, und nach dieser Verstoffwechselung versickert es im Boden. Es vereint sich im Grundwasser und fließt durch Bäche und Flüsse zurück zum Meer. Im Körper ist es Nahrung und Flüssigkeit, die eingenommen und im Verdauungstrakt assimiliert werden. Durch die Nieren wird das Wasser ausgeleitet, und es sammelt sich in der Blase wie das Grundwasser in der Erde. Auf mannigfaltige Weise wird Lebenskraft und Entfaltungskraft so durch die fünf Elemente aufrecht erhalten.

Wir sind ein Teil der Natur. Was in der Natur in Disharmonie geraten ist, wirkt gleichermaßen auf den Stoffwechsel des Menschen und aller Lebewesen. Jede Disharmonie in der natürlichen Lebensbasis wirkt sich demnach auf das gesundheitliche Befinden aller Lebewesen aus.

Die fünf Wandlungsphasen der Elemente können wir gut im Tagesablauf beobachten. Der frühe Morgen beginnt mit dem Sonnenaufgang. Hier wirkt das Element *Holz* für Wachstum, für das Entfaltende. Zur Mittagszeit steht die Sonne am höchsten Punkt und sorgt für eine vollständige Entfaltung, denn das Element *Feuer* entspricht der vollen Entfaltung, der Aktivität und Lebenslust. Dann geht die Sonne gegen Westen, und am späteren Nachmittag tritt eine Beruhigung ein. Diese Phase entspricht dem Element *Erde*. Mit der Dämmerung beginnt der Abend. Die Aktivität geht zurück, und das Element *Metall* bringt etwas Bewahrendes, Einschließendes und Ruhendes mit sich. Um Mitternacht hat die Ruhe und Dunkelheit ihren Höhepunkt erreicht. Im Element *Wasser* spiegelt sich die höchste Verdichtung, es kommt zur Sammlung und Auflösung.

Nach dem gleichen Prinzip wandelt sich der Jahresablauf durch die Jahreszeiten. Auch die Himmelsrichtungen, Farben, psychische Energien, Organe, Körpersäfte – eigentlich alles, was existiert – entsprechen den Prinzipien der fünf Elemente und den dahinter wirkenden unsichtbaren Kräften.

Die nächste Abbildung zeigt die verschiedenen Kreisläufe der fünf Elemente im Überblick – das weite Spektrum des Kräftespiels von Natur und Lebewesen.

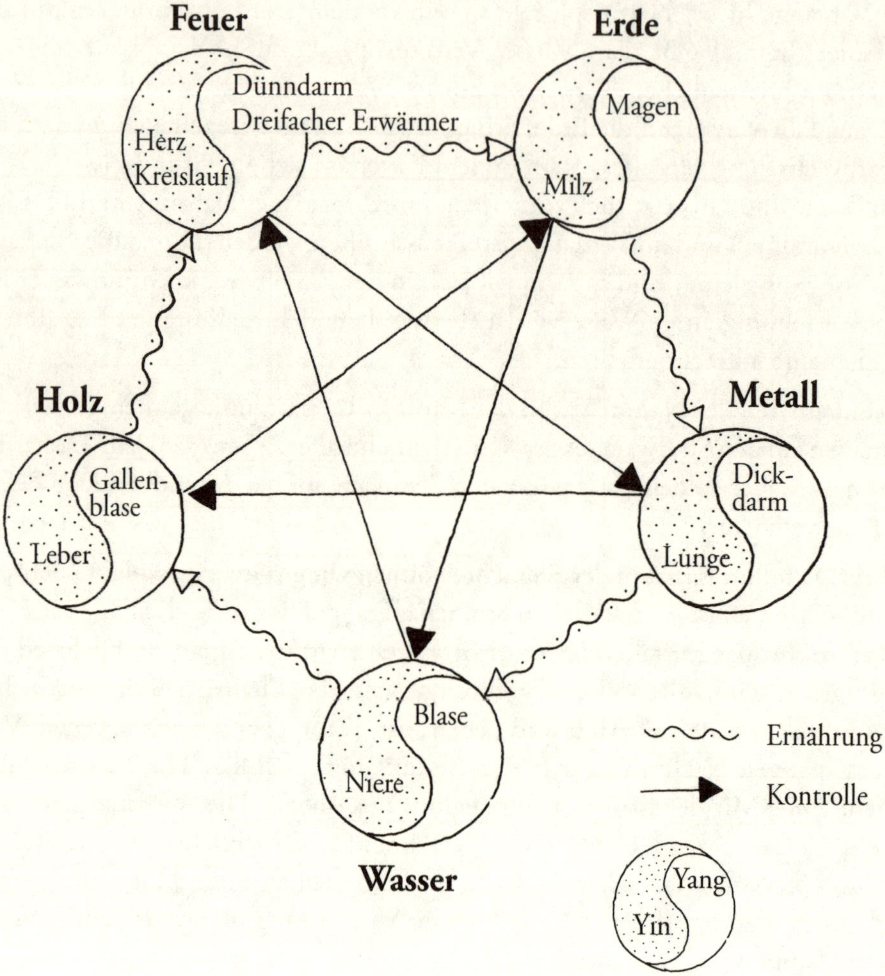

Fünf-Elemente-Kreislauf

Die fünf Elemente im Spektrum der Zusammenhänge

Zuordnung	HOLZ	FEUER	ERDE	METALL	WASSER
Meridian	**Leber**	**Herz**	**Milz**	**Lunge**	**Nieren**
	Gallenblase	**Dünndarm**	**Magen**	**Dickdarm**	**Blase**
		Kreislauf			
		Dreifacher Erwärmer			
Richtung	Osten	Süden	Mitte	Westen	Norden
Jahreszeiten	Frühling	Sommer	Spätsommer	Herbst	Winter
Tageszeit	Morgen	Mittag	Nachmittag	Abend	Nacht
Klima	Wind	Hitze	Feuchtigkeit	Trockenheit	Kälte
Farbe	grün	rot	gelb	weiß	blau
Körpergewebe	Muskeln Sehnen	Blutgefäße	Bindegewebe Fett	Haut Körperhaare	Knochen Zähne
Gelenke	Schultern	Ellenbogen	Hüfte	Handgelenk	Knie
Schmerzen	wandernd	heftig	dumpf	verstärkend	stetig
Sinnesorgane	Augen	Zunge	Mund, Lippen	Nase	Ohren
Sinnesfunktion	Sehen	Sprache	Geschmack	Geruch, Tasten	Hören
Körperflüssigkeit	Tränen	Schweiß	Speichel, Lymphe	Schleim	Urin
Geschmack	sauer	bitter	süß	scharf	salzig
Seelische Kraft	schreien	lachen	singen	weinen	stöhnen
Stressverhalten	kontrollieren	räuspern	rülpsen	husten	zittern
Psychische Energie	Kreativität Toleranz Verteidigung	Optimismus Respekt Zufriedenheit	Fürsorge Selbstbewusstsein Gleichgewicht	Vitalität Zuverlässigkeit Ordnung	Wille Tatkraft Mut
Destruktive Energie	Wut Depression	Unzufriedenheit Hysterie	Grübeln Sorgen	Trauer Kummer	Angst Furcht
Energieüberschuss	Rachsucht	Körperraubbau	Unausgeglichenheit	Sturheit	Impulsivität
Energiemangel	Nörgelei	Depression	Trägheit	Auflösung	Furcht
Sexualität	Leidenschaft	Liebe	Zärtlichkeit	Loslassen	Trieb
Funktionen	Produktion Entgiftung	Assimilation Transport	Nährstoffzufuhr Verdauung	Aufnahme Ausscheidung	Filtern Entzug

Erzengel als geistige Ordnungshüter der Elemente

Nicht die vordergründige Sinneswelt ist die wahre Wirklichkeit des Lebens. Die wahre Wirklichkeit ist eine unbeschreibliche Lichtwelt, die auf verschiedenen Schwingungsebenen wirkt, sich als Entsprechungen spiegelt und erst als letzte Stufe für uns sichtbar wird. Die geistige Ebene ist untrennbar mit unserem Bewusstsein verbunden, da alles gleichermaßen von der Kraft des Geistes oder Lichtes durchdrungen ist. Es sind die Engel, die für eine gute Kommunikation zwischen der Quelle des göttlichen Lichtes und seinen Geschöpfen in der sichtbaren Welt sorgen.

Auch die Elemente wurzeln als Prinzip in der geistigen Lichtordnung, sie wirken aber als Entsprechungen in den Lichtbahnen und Organen des Körpers. Lichtbahnenheilung harmonisiert und betrachtet die Elemente von der geistigen wie von der materiellen Ebene. Alle Lichtbahnen unterstehen den Elementen und den Wirkungskräften der Engel. Engel wirken in den Gezeiten, in Flüssen und Meeren, in der Sonne, im Gras, im Schnee, im Singen der Vögel. Natur und Mensch sind nach den gleichen Gesetzen und energetischen Mustern gebildet. Feinstoffliche Matrizen kreieren Formen aus Spiralen, Kristallen und Mandalas. Die ganze Schöpfung ist verwoben mit unsichtbaren geistigen Kräften.

Den chinesischen Elementen möchte ich nun aus meiner eigenen Sicht jene hohen Engelkräfte zuordnen, die ich als Hüter des jeweiligen Elementes sehe und die unsere Lichtbahnenarbeit unterstützen.

Element Feuer

mit Dünndarm- und Herz-Meridian,
Dreifacher-Erwärmer- und Kreislauf-Meridian

Aus der göttlichen Fülle von Licht und Kraft überträgt der Erzengel *Michael* mit einem Lichtschwert kämpferisch die Begeisterung für die Liebe Gottes. Schützend öffnet er die Herzen der Menschen für die wärmende Lichtsonne. Ihm unterstehen die Gesetze des Elementes Feuer auf der geistigen wie materiellen Ebene.

Element Erde

mit Magen- und Milz-Meridian

Mit großer Hingabe und Liebe schenkt der Erzengel *Uriel* sein helles Licht für die Assimilation und Transformation der Erde zum Licht hin. Er bringt die Wahrheit über die göttliche Lichtwelt den Menschen auf sanfte Weise ins Bewusstsein. Ihm unterstehen die Gesetze des Elementes Erde auf allen Ebenen.

Element Metall (Luft)

mit Dickdarm- und Lungen-Meridian

Wie ein zarter Windhauch lässt der Erzengel *Raphael* die heilenden Ströme des Lichtes in die Körper aller Lebewesen einströmen. Sein Licht ist heilende, ordnende Kraft in Rückverbindung mit der Lichtordnung höherer Ebenen. Ihm unterstehen die Gesetze des Elementes Metall (Luft) auf allen Ebenen.

Element Wasser

mit Blasen- und Nieren-Meridian

Als starkes weißes Licht wirkt der Erzengel *Gabriel* in allem und verbreitet Entfaltung und Gedeihen in der Schöpfung. Mit den Kräften des Mondes und anderen Ordnungsfaktoren wirkt er als wichtigster Übermittler geistiger Informationen durch die Bewegung des Wassers. Ihm untersteht das Element Wasser auf allen Ebenen.

Element Holz

mit Gallenblasen- und Leber-Meridian

Dynamisch wie der Aufbruch des Frühlings wirkt die Kraft des Erzengels *Nathanael*. Seine Kraft begleitet uns in der jetzigen Zeit der Transformation. Sein hellgrün strahlendes Licht ist stark gebündelt. In allem, was neu aufbricht, was sich ausdehnen und wachsen möchte, ist seine Wirkungskraft. Ihm untersteht das Element Holz auf allen Ebenen.

Michael
Feuer
Ordnung
Wille
Entfaltung
Liebe Gottes

Uriel
Erde
Frieden
Gleichgewicht
Wachstum
Mutter Erde
Frieden Gottes

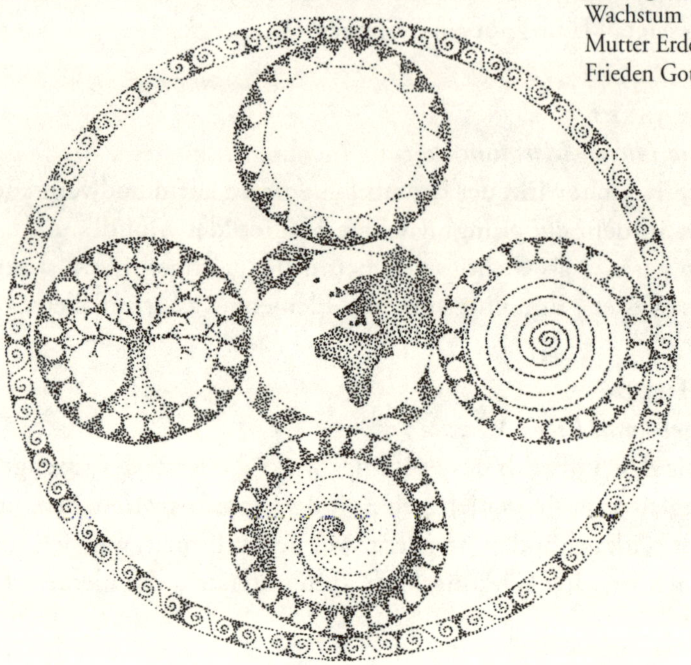

Nathanael
Holz
Entfaltung
Evolution
Transformation
Erkenntnis
Licht Gottes

Raphael
Luft (Metall)
Heilung
Durchströmung
Rückverbindung
Heilkraft Gottes

Gabriel
Wasser
Weisheit
Gefühle
Fruchtbarkeit
Wasser des Lebens

Die fünf Elemente und die Kräfte der Erzengel

Darum sollen wir die Kunst in dem Sinne auffassen,
dass es für sie keinen anderen Grund gibt als dass man
sie allein mit dem Lichte suche, das wir an der Natur
selbst besitzen, und in diesem Lichte wird gefunden,
was niemand kennt; und ohne dieses Licht bleiben
alle Dinge in der Finsternis, in der gar nichts zu suchen ist.

Paracelsus

Meditation: Verbindung mit der Schutzkraft der Erzengel

Michael - Gabriel - Raphael - Uriel - Nathanael

Zu Ihrer Entspannung und Auflockerung möchte ich hier eine Meditation einfügen. Sie können die Kraft der Erzengel und die Elemente auf diese Weise ganz subtil von innen heraus wahrnehmen. Schon das stille Lesen allein wird Ihnen gut tun!

Ich ruhe in der Mitte meines Seins und fühle meinen Atemstrom …

Gedanken kommen und gehen, sie sind mir gleichgültig. Nichts will ich erreichen, ich lasse es geschehen. Tiefe Ruhe breitet sich aus, und mein Inneres weitet sich … Meine Füße berühren den Boden. Sie sind warm und offen. Ich spüre die Verbindung zur Kraft der Erde durch meine Sitzfläche und durch meine Füße … Mit dem Scheitelchakra über dem Kopf öffne ich mich zu den höheren Dimensionen des Universums. Das himmlische Licht strömt sanft über mich und durch mich hindurch vom Kopf bis zu den Füßen … Mit jedem Atemzug bin ich verbunden mit den Kräften des Himmels und der Erde. Ich werde geatmet von liebevollen Kräften und eingehüllt in einen harmonischen Kreislauf mit jedem Ein und Aus des Atems. Tiefe Geborgenheit breitet sich in mir aus …

Alles ist still und reich. In meiner tiefen Ruhe spüre ich immer mehr die Verbindung zum göttlichen Sein. Ich stelle mir vor, wie aus einer strahlenden, geistigen Sonne Lichtstrahlen in alle Himmelsrichtungen fließen. Engelwesen verbreiten dieses Licht als unendliche Liebe, Güte und Barmherzigkeit unter allen Wesen. Sie wirken durch mich hindurch und sind immer da, wenn ich sie rufe …

Ich erflehe den Schutz und die Heilkraft der mächtigen Erzengel: Michael, Gabriel, Raphael, Uriel, Nathanael …

Zu meiner rechten, männlichen, aktiven Seite steht die mächtige Lichtgestalt Michael. Sein Name bedeutet: Wer ist wie Gott. Er erscheint im Glanze der Sonne. Meine rechte Seite ist meine Sonnenseite. Mit seinem strahlenden Lichtschwert schützt er mein Seelenlicht.

Er hilft mir, meine hellen und dunklen Seiten in meiner Seele zu erkennen, damit ich die Liebe des göttlichen Lichtes auf dieser Erde verbreite ... Mit seinem Schwert öffnet er die verschlossenen Pforten des Herzens und entfacht in mir das Feuer der Liebe. Als Sonnenfürst herrscht er über das Element Feuer ... Im Feuer der Liebe ahne ich seine Macht. Und ganz zart lodert die Liebe in meinem Herzen ... Die Sonne ist das schönste Symbol des Schöpferlichtes und seinem Erzengel Michael ... Mein leuchtender Lichtkörper und die Wärme meines Körpers unterstehen seiner Macht ... In meinen Verdauungssäften spüre ich das Element Feuer wirken ... Jede Flamme ist sein Ausdruck. Und tief in der Erde unter meinen Füßen liegt ein mächtiger Feuerball ... hier wirkt er mächtig stark. Alle Ebenen des Feuers sind ausströmendes Gotteslicht. Erzengel Michael waltet darüber.

Zu meiner linken, weiblichen, passiven Seite steht mit strahlender, liebevoller Güte die mächtige Lichtgestalt Gabriel. Sein Name heißt: Die Kraft Gottes. Als Verkünder allen Lebens ist er mit den Kräften des Mondes und der Fruchtbarkeit verbunden ... Im Mysterium der Zeugung und Inkarnation der Seele ahne ich seine schöpferische Weisheit und Macht ... Er bewahrt reine, geistige Ordnungsmuster, sichtbar gemacht als schönste Kristalle, im Element Wasser... Meine linke Körperseite ist die weibliche Gefühlsseite. Er hilft mir, durch Fühlen und Vertrauen göttliche Weisheit in meiner Seele zu entfalten ... Er schenkt mir das Wasser des Lebens, indem ich mich öffne wie ein leeres Gefäß und geschehen lasse ... Weisheit und Intuition strömen in mein Bewusstsein und machen mich beweglich und offen für ein glückliches Dasein auf dieser Erde ... Erzengel Gabriel macht mich lebendig und bewegt durch meine Gefühle und Tränen. Mein Körper ist weich und beweglich durch das Wasser ... Wasser ist Fruchtbarkeit und Reinigung auf allen Ebenen. Alle Quellen, Flüsse und Meere sind unsere Lebensbasis. Alle Ebenen des Wasser sind ausströmendes Gotteslicht. Erzengel Gabriel waltet darüber.

Hinter mir steht strahlend mit erhobener, schützender Hand Erzengel Raphael. Sein Name bedeutet: Gott heilt. Er verbreitet den Atem Gottes als heilendes Licht in der Materie ... Seine violetten Lichtflügel umfluten mich wie ein zärtlicher Schutzmantel ... Er wacht liebevoll über die harmonische Lichtverströmung in der ganzen Schöpfung. Er ordnet liebevoll, wo Disharmonie herrscht, denn er verbreitet göttliche Weisheit durch heilendes Licht ... Ihm untersteht das Element Metall oder Luft. Er waltet über eine harmonische Ordnung des Lichtes als Frieden und Stille ... Ich fühle diese zarten Lichtströme in meinen Chakras und Meridianen als wunderbare Lebensenergie ... Durch meine liebevollen Gedanken und Vorstellungen verbreite ich geistige Lichtstrahlen unter meinen Mitmenschen ... Mit seiner Unterstützung verbreiten sich die heilenden Lichtschwingungen überall dorthin, wo ich sie hinschicke ... Er steht mir bei und lenkt meine Hände bei der Übertragung von Heilenergie auf meine Mitmenschen … Ich sehe die Wolken am Himmel, wie sie sich durch die Winde bewegen … Ich höre das Rauschen der Wellen des Wassers, bewegt durch den Wind … Ich höre das Rauschen der Blätter der Bäume … Ein zarter Lufthauch durchdringt mich mit jedem Atemzug … In meiner Verdauung ist lebendige Bewegung … Die Liebe Gottes strömt wie ein zarter Lufthauch durch meinen Körper … Erzengel Raphael waltet darüber.

Vor mir steht die strahlende Gestalt von Uriel. Sein Name bedeutet: Gott ist Licht. Als wärmender Sonnenengel wacht er mit seinem goldenen Licht über die verschiedenen Dimensionen des Elementes Erde … In die ganze Schöpfung und in jede Zelle meines Körpers dringt sein aufhellendes Licht. … Alles Dunkle hellt er auf … Immer wieder flüstert er mir liebevoll seine Ermutigungen zu und schenkt mir Fröhlichkeit, wenn ich mich in Dunkelheit wähne und Zweifel mein Gemüt verdunkeln. Mit seinem strahlenden Licht zeigt er mir den Weg in diesem Erdenleben … Ich sehe den blauen Planeten Erde im Kosmos … Die Erde ist ein wunderbares lebendiges Wesen … Wie eine große Mutter gebärt sie im Liebesspiel mit dem eindringenden Licht alles Leben … Ich sehe hohe Berge und grüne Hügel im Sonnenlicht … In meinem Körper sind es die Knochen, die mir Festigkeit und Halt geben … In meiner Seele sind Mut und Standhaftigkeit meine Stärken … Das Licht Gottes verdichtet sich zum Element Erde … Erzengel Uriel wacht darüber.

Über mir schwebt eine mächtige Lichtgestalt, es ist der Erzengel Nathanael. Wie die Frühlingssonne neues Leben zur Entfaltung bringt oder jeder Sonnenaufgang am Morgen einen neuen Tag hervorbringt, will der Liebesplan Gottes eine Erneuerung unseres Bewusstseins. Alles, was neu entstehen soll, was wachsen und gedeihen, was geplant und ausgeführt wird, untersteht dem Element Holz. Erzengel Nathanael sorgt für die Erneuerung und Transformation der Erde und aller Erdenwesen in eine höhere Schwingungsebene … Wir nähern uns dem Licht Gottes und fühlen immer stärker seine Nähe … Alles ist in Wandlung … Mein Bewusstsein ist grenzenlos … Ich kann mich ausdehnen in den Kosmos … Ich kann mich ausdehnen in eine geheimnisvolle Dimension außerhalb von Raum und Zeit … Alle Informationen sind in meinem Bewusstsein verankert … Mein Körper ist ein Ebenbild der ganzen Erde … Ich trage alle Informationen der Erde in meinem Körper. Meine Seele ist ein Lichtstrahl Gottes. Nichts geschieht, was nicht in der Weisheit des Planes Gottes verankert ist. Erzengel Nathanael wacht liebevoll darüber.

Eine starke Liebesenergie hüllt mich sanft und innig ein … Die fünf mächtigen Lichtgestalten verbinden sich mit ihren Flügeln und bilden einen schützenden Lichtkreis um mich … Wie in einem zärtlichen Schutzmantel werde ich liebevoll eingehüllt … Ich fühle mich geborgen und spüre, dass alles Dunkle, alles Schwere im Licht aufgelöst wird … Immer heller wird es in mir und um mich. Freude und Entzücken wächst in mir … Tiefe Dankbarkeit erfüllt mein Herz … Heilendes Licht ist jetzt überall, im ganzen Raum, in der ganzen Stadt, es breitet sich über die ganze Erde aus …

Ich stelle mir einen leidenden Mitmenschen vor, der diese wunderbare Lichtkraft braucht, und bitte die Erzengel um ihren heilenden Lichtkreis … Ich sehe, wie der Mensch, an den ich jetzt denke, liebevoll eingehüllt wird in einen Lichtkreis, und ich sehe, wie Fröhlichkeit und Heiterkeit meinen Mitmenschen erfüllen im heilenden Lichterglanz …

Aus tiefstem Herzen danke ich den mächtigen fünf Himmelsboten und weiß, dass sie für mich da sind, wann immer ich sie anrufe und ihr heilendes Licht für mich oder für andere brauche.

Lebendiger Rhythmus der Organuhr

Sei lebendig und beweglich
im Strome des Lebens,
so leidest du weniger!

BOTSCHAFT DER ENGEL

In diesem Abschnitt werde ich Ihnen noch einige Kenntnisse über den Rhythmus der inneren Organuhr vermitteln. Dieses Wissen ist nicht unbedingt erforderlich für eine erfolgreiche Lichtbahnenarbeit, aber es ist sehr interessant und vertieft Ihr eigenes Wissen über die subtilen Gesetze der Lebensenergie.

Alles untersteht dem Gesetz des Rhythmus. Dies ist eines der uralten hermetischen Prinzipien und bewahrheitet sich in der Betrachtung der inneren Organuhr. Die Energieleitbahnen mit den zugeordneten Körperorganen unterstehen Phasen von mehr oder weniger Aktivität. Im Verlaufe der 24 Stunden des Tages bekommt abwechslungsweise jede der Lichtbahnen mit dem entsprechenden Organ über zwei Stunden lang besonders viel Kraft.

Durch den regelmäßigen Rhythmus der inneren Uhr bilden sich schwankende Organ-, Hormon- und Stoffwechselaktivitäten. Nachts befinden sich abwechselnd die Organe Leber, Gallenblase und Lunge in der Aktivphase. Beschwerden werden oft zu eben diesem Zeitpunkt wahrgenommen und geben entsprechende Informationen über eine mögliche disharmonische Energieversorgung der Organe. So haben beispielsweise

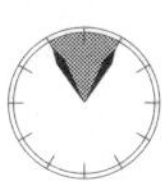

Einschlafschwierigkeiten zwischen 23 und 1 Uhr die Ursache in der Aktivphase des Gallenblasen-Meridians

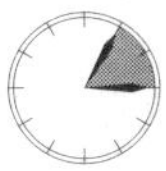

nächtliches Erwachen zwischen 1 und 3 Uhr die Ursache in der Aktivphase des Leber-Meridians

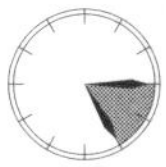

nächtlicher Husten zwischen 3 und 5 Uhr die Ursache in der Aktivphase des Lungen-Meridians.

Die Organuhr hilft Ihnen dabei, den Tag- und Nachtrhythmus des Körpers bewusst zu erfahren. So erleben Sie beispielsweise

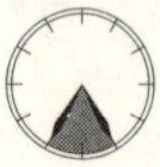

morgens zwischen 5 und 7 Uhr die Aktivphase des Dickdarm-Meridians, die normalerweise zur Stuhlentleerung drängt,

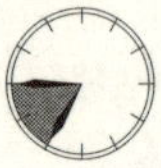

das Bedürfnis nach der ersten Mahlzeit zwischen 7 und 9 Uhr in der Aktivphase des Magen-Meridians. Daher sollte das Morgenessen reichhaltig sein. Morgenübelkeit weist auf eine Störung des Magen-Meridians hin.

Das Studium der folgenden Abbildung ermöglicht es Ihnen, den inneren Rhythmus bei sich und anderen zu beobachten. Das Wissen über diese inneren „Organzeiten“ ist eine gute Hilfe, durch aufmerksames Beobachten gesundheitliche Störungen und Disharmonien im Energiesystem rechtzeitig zu erkennen und zu beheben, sodass es nicht zu einer Erkrankung des betreffenden Organs kommen muss.

Wenn sich ein Meridian auf dem Höhepunkt der Aktivität befindet, ist der gegenüberliegende Meridian in der Passivphase. Zum Zeitpunkt der höchsten Organtätigkeit verstärken sich zumeist gesundheitliche Störungen wie: Schmerzen, Hitze, Spannungsgefühle, Energiemangel, Schwäche, Funktionsausfall, Kälte oder Empfindungsstörungen.

Der Kopfbereich und das Gehirn hat nachts eine Ruhephase, die Energie wird hauptsächlich in den inneren Organen Gallenblase, Leber und Lunge aktiv. Wenn jedoch Blockaden in den Lichtbahnen am Hinterkopf, Hals und Nacken den Energiefluss behindern, bleibt zu viel Energie im Kopfbereich, und es kommt zu Schlafstörungen. Durch Lichtbahnenarbeit können Sie diese Blockaden im Hinterkopf lösen – und die langersehnte Nachtruhe tritt ohne Medikamente wieder ein!

Sie können durch die Organuhr erkennen, welche Leitbahnen an Störungen beteiligt sind und wo durch die Lichtbahnenbehandlung insbesondere Blockaden zu lösen sind, damit der innere Rhythmus im Einklang bleibt mit dem kosmischen Orchester des Lichtes und der Liebe. Sie ersehen hier auch im Uhrzeigersinn den Energiekreislauf.

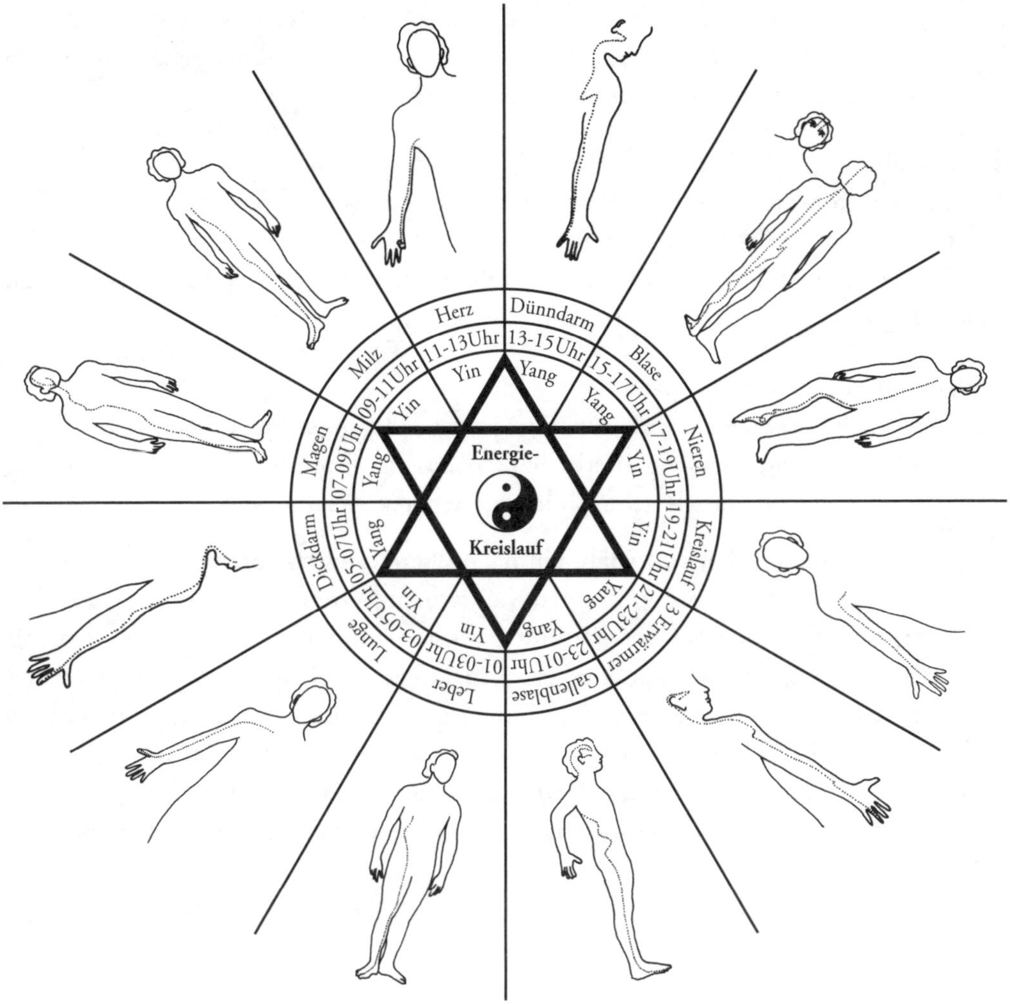
Herz
11-13Uhr
Yin
Dünndarm
13-15Uhr
Yang
Blase
15-17Uhr
Yang
Nieren
17-19Uhr
Yin
Kreislauf
19-21Uhr
Yin
3 Erwärmer
21-23Uhr
Yang
Gallenblase
23-01Uhr
Yang
Leber
01-03Uhr
Yin
Lunge
03-05Uhr
Yin
Dickdarm
05-07Uhr
Yang
Magen
07-09Uhr
Yang
Milz
09-11Uhr
Yin
Energie-
Kreislauf

Meridiane und Organuhr

Ein Beispiel aus meiner Praxis

Ein Mann von 40 Jahren ersucht mich um Heilung seiner Beschwerden: Er leidet seit langem unter enormen Schlafstörungen. Er kann lange nicht einschlafen, und nachts liegt er stundenlang wach. Er fühlt sich in folge des Schlafdefizits sehr erschöpft und nervös. Natürlich hat er alle medizinischen Möglichkeiten ausgeschöpft – aber selbst Schlaftabletten brachten keinen Erfolg.

1. Behandlung

Ich treffe auf eine sehr starke Blockade am Hinterkopf. Die Schultern haben eine Fülle von warmer Yang-Energie. Vom Bauch her abwärts fühlt sich der Körper kalt an. Mein Klient hatte zuvor eine Operation am linken Knie, und vermutlich hat er seit langer

Zeit eine Disharmonie in den Lichtbahnen. Im oberen Bereich ist zu viel und vom Becken an abwärts zu wenig Energie. Ich mache eine Lichtbahnenbehandlung vom Kopf bis Fuß. Ganz besonders löse ich den Hinterkopf.

2. Behandlung (4 Wochen später)
Mein Klient kommt mit großer Begeisterung zu mir. Seit langem hat er nicht mehr so gut geschlafen. Er geht manchmal schon um 9 Uhr ins Bett und schläft durch! Die Schultern sind noch blockiert und schmerzen. Auch im Rücken sind noch Blockaden zu lösen während der ganzen Lichtbahnenbehandlung.

3. Behandlung (3 Monate später)
Das körperliche und seelische Befinden ist jetzt wieder ganz gut. Er weist darauf hin, dass seine Mitarbeiter sogar gemerkt haben, dass in ihm eine starke Veränderung stattgefunden hat. Nochmals gebe ich ihm eine ganze Behandlung.

Seither kommt dieser Mann ungefähr einmal im Jahr, um sich durch die Lichtbahnentherapie wieder in Harmonie zu bringen. Bei seinem letzten Besuch war er ganz stark blockiert, und die linke Körperseite mit Schultern und Brustraum reagierten mit Schmerzen. Die Ursache lag darin, dass er bis spät in der Nacht am Computer gearbeitet hat. Die Abstrahlungen dieser Geräte können das Energiesystem leider sehr negativ beeinflussen! Es ist hilfreich, durch einen Spaziergang in der Natur das Energiesystem nach längeren „Computersitzungen“ wieder auszugleichen und zu erden. Ansonsten sind die Schlafstörungen dieses Klienten durch die Behandlung jedoch wunderbar behoben.

FÜNFTER TEIL

Spirituelle Entfaltung und Medialität

Die Heimat unserer Seele

In deinem Herzen ist das
göttliche Licht eingefaltet
wie ein funkelnder Diamant.
Vertraue auf dich selbst aus
deinem Inneren heraus.

Botschaft der Engel

Lichtbahnenheilung heißt Wiedervereinigung mit dem Licht des Himmels. Nach meinen Erfahrungen waltet über uns und durch uns hindurch eine unbeschreiblich mächtige Lichtquelle. Dieses Licht ist strahlend weiß und hat eine wunderschöne geometrische Ordnungsstruktur. Es verströmt sich wie ein gewaltiges Feuerwerk. Was ich in Visionen gesehen habe, interpretiere ich als schöpferisches Urlicht, das alles Lebendige erschafft und ohne Unterlass als erneuernde Kraft aus dem unsichtbaren geistigen Hintergrund in das sichtbare Irdische einfließt. Dieses Licht in allem – im Menschen gleichermaßen wie im ganzen Kosmos – betrachte ich als Wirkungskraft Gottes und nenne es Christuslicht. Lichtbahnenarbeit bedeutet Öffnung und Integrierung zum Christuslicht hin, das wie ein Hauch von zarten Lichtströmen durch unsere Energieleitbahnen fließt.

Eingebettet in die Naturkräfte der Elemente, belebt durch ein strömendes Energiesystem, das Lebenskraft in jede Zelle des Körpers verteilt, verbringen wir ein mehr oder weniger harmonisches Leben. Die Informationen der Sinnesorgane binden uns an diese irdische, vergängliche Welt. Das Individual-Bewusstsein richtet sich nach irdischen Dimensionen aus. Es wird analysiert, nachgedacht, Dinge werden zergliedert und geordnet.

Mit einer zunehmend geistigen Entwicklung, gewachsen aus meditativen Betrachtungen und innerer Stille, keimt sicher auch bei Ihnen bald die Erkenntnis, dass eine geheimnisvolle Lichtwelt mit unaussprechlicher Weisheit durch alles hindurch wirkt. Dieses geheimnisvoll Dahinterwirkende ist die entscheidende, unsterbliche Dimension, die wahre Heimat unserer Seele. Wir sind eben ein multidimensionales Wesen, über den Körper verwurzelt mit der Erde, mit dem Geist geistige Dimensionen berührend, die weder an Raum noch Zeit gebunden sind. In dieser kosmischen Bewusstseinsebene sind alle Informationen verzeichnet über die Zukunft und Vergangenheit, über Wünsche und Hoffnungen – es gibt nichts im Leben, was nicht hier enthalten wäre! Diese Ebene wird auch „Akasha-Chronik“ genannt.

Wie können nun Informationen aus dem kosmischen Bewusstsein empfangen werden? Durch Schulung der Sensorien für außersinnliche Wahrnehmungen. Meditation bildet hierfür die Grundlage. Nur in der absichtslosen Stille fließen diese zarten Informationsströme in unser Bewusstsein ein. Solche Informationen können als Bilder, Worte, Symbole oder Lichtempfindungen wahrgenommen werden. Nicht das eigene Denken, sondern vielmehr die kurzen Momente des *Nichtdenkens* erlauben es uns, solche Berührungen mit der allumfassenden Weisheit zu haben.

Die Gabe, diese subtilen Informationen aus dem kosmischen Bewusstsein zu empfangen, bezeichnet man als *Medialität.*

Meine persönlichen Erfahrungen haben mich gelehrt, dass wir alle von einem oder mehreren Lichtwesen begleitet werden. Die Verbindung zu dieser liebevollen geistigen Führung wird es auch Ihnen erlauben, subtile geistige Informationen zu empfangen, mit denen Sie die Lichtbahnenarbeit noch feiner auszuüben vermögen. Lassen Sie mich die drei wichtigsten Formen von geistigen Wahrnehmungen erläutern:

Hellsichtigkeit – Hellhörigkeit – Hellfühligkeit

Hellsichtigkeit

Wenn sich das Dritte Auge in der Mitte der Stirn öffnet, wird die geistige Welt des Lichtes als farbiges Licht, als Bilder und Visionen sichtbar. Dieses „geistige Sehen" geschieht nicht mit dem physischen Auge, es sind geistige Wahrnehmungen durch die Mitte der Stirn hindurch – meistens mit geschlossenen Augen. Dieses „Sehen" nennen wir *Hellsichtigkeit.*

Hellhörigkeit

Die geistige Führung kann sich in der Stille durch Worte oder einen inneren Dialog melden. Wenn sich Ihre seelische Entwicklung in Liebe und Mitgefühl entfaltet, werden solche Eingebungen niemals destruktiv sein, sondern äußerst hilfreich und für Ihr Wohlergehen und das Gute in der ganzen Umgebung förderlich. Für dieses geistige Hören bildet das Hals-Chakra eine Pforte zur „Heiligen Sprache" des kosmischen Bewusstseins. Dieses stille Hineinhorchen und Empfangen von subtilen Wort- oder Tonschwingungen nennen wir *Hellhörigkeit.*

Hellfühligkeit

Die Verfeinerung der Wahrnehmungsfähigkeit kann sich auch bei Ihnen derart verstärken, dass Sie das Befinden anderer Menschen so erfühlen, als seien Sie selbst dieser Mensch. Diese Kunst des Einfühlens nennen wir *Empathie* oder *Hellfühlen.* Später gehe ich darauf noch näher ein. Auch diese geistige Wahrnehmung ist nicht an Raum oder Zeit gebunden. Unabhängig davon, ob ein Mensch in Ihrer Nähe oder in weiter

Entfernung weilt, können Sie sein Befinden erfühlen lernen – der Geist ist absolut frei und kennt keine räumlichen und zeitlichen Einschränkungen!

Spirituelle Entwicklung und Wahrnehmung

Sie werden im Verlaufe Ihrer spirituellen Entwicklung immer besser unterscheiden können zwischen Wahrnehmungen der physischen Sinnesorgane einerseits und den geistigen Informationen außerhalb des eigenen Denkvorganges andererseits. Geistige Wahrnehmungen unterstehen dem Höheren Selbst oder der göttlichen Weisheit. Sinneswahrnehmungen jedoch binden unser Bewusstsein an das Vordergründige. Die irdische Welt ist eine grandiose Magie, die wir durch unseren freien Willen und die Schöpfungskraft der Gedanken mitgestalten. Geistiges und Irdisches fließen ineinander. Das Höhere Selbst jedoch steuert alles im irdischen und überirdischen Leben mit höchster Weisheit und Intelligenz. Im Einklang mit dem Christuslicht werden alle Dimensionen des Daseins nach den kosmischen Gesetzen gestaltet.

Unserem wahrhaftigen Wesen nach sind wir Licht und Geist – gefangen in einem irdischen Körper. Unsere Gedanken erzeugen in der unsichtbaren Welt kreative Energiefelder, die sich fortwährend in Materie umwandeln. Ich habe bereits erwähnt, wie enorm wichtig es ist, dass wir unsere Gedanken kontrollieren und nur noch dasjenige denken, was wir wirklich manifestieren möchten, und nicht, was wir *nicht* möchten. Wir sind mit dem Bewusstsein integriert in die schöpferische Kraft des Lichtes und tragen auf diese Weise viel zu unserem Leben bei. Vorstellungen, die mit Emotionen aufgeladen werden – diese können positiv oder negativ sein – realisieren sich mit großer Wahrscheinlichkeit. Die schöpferische Kraft nimmt alles auf und handelt nach ihren geistigen Gesetzen.

Vergessen Sie dabei niemals, dass die Liebe die stärkste Kraft des Universums ist! Alles, was in Liebe gedacht und gefühlt wird, verbindet Sie mit Ihren himmlischen Helfern, den lichtvollen, unterstützenden, fließenden Kräften. Alles, was gegen die Liebe gerichtet ist, verursacht Leiden und Schmerzen und blockiert die Lebensströme. Der Himmel ist nicht irgendwo außerhalb von uns, er wirkt fortwährend in unser Leben hinein. Lichtwesen stehen uns bei und unterstützen diese innige Verbindung. Alles fließt aus der *einen* Quelle in alle Sphären und Dimensionen. Je stärker unser innerstes Wesen von dieser Licht- und Lebenskraft durchdrungen ist, desto harmonischer stimmen die äußeren Erscheinungsformen und Begebenheiten mit unseren eigenen Wünschen überein. Aus dem geistigen Hintergrund werden die unsichtbaren Fäden gewoben, die alles hervorbringen, was wir zu erfahren und zu lernen haben. Lernen Sie ein tiefes Einverstandensein mit allem, was ist! Diese Haltung erhellt Ihr seelisches Befinden.

Beim Tod wird der vergängliche, physische Leib getrennt vom wahrhaftigen unsterblichen Wesen, das ich *Seele* nenne. Die irdische Welt dient der Seele als Lernmatrize für ihre Entfaltung zum Licht hin. Alles im Leben ist bewegte Energie und muss sich nach geistigen Gesetzen durch unterschiedliche Schwingungen zum Ausdruck bringen. Die Seele jedoch ist unsterblich und Teil des göttlichen Lichtes. In diesem Leben verbindet sie sich durch die Chakras und das strömende Energiesystem mit unserem irdischen Leib und bildet so eine wunderbare Einheit mit dem Körper. Lichtbahnenarbeit bietet immer wieder eine hilfreiche Möglichkeit, die Durchdringung des physischen Körpers mit kosmischem Licht aufrecht zu erhalten. Die in den Meridianen fließenden Lichtströme sind ausgestattet mit einer superintelligenten Lebensenergie, welche den Körper sozusagen durchglüht und heilt.

Durch Lichtbahnenarbeit haben Sie erfahren, dass unangenehme Gemütszustände und gesundheitliche Störungen oft die gleiche Ursache haben. Ist das Interesse nur auf das Äußere – die Welt der Materie – gerichtet, verlieren wir die Klarheit des Geistes. Die Seele wird jedoch klar wie ein Kristall, wenn die Aufmerksamkeit in Stille und Konzen-tration auf den innersten Lebenskern gerichtet wird. Dann wird sich das Licht der geistigen Welt immer besser reflektieren. Aus der Stille heraus entwickeln sich – auch bei Ihnen – alle geistigen Gaben und auch die Medialität. Bedenken Sie also: Die geistigen Helfer können ihr Werk besser verrichten, wenn Sie gelernt haben, für kurze Momente ganz frei von Gedanken zu verweilen. Meditation entfaltet Ihr inneres Licht, und Sie werden zum Segen für Ihre Mitmenschen, wo immer sie sind. Innere Stille schenkt Frieden und Harmonie, und danach ordnet sich auch das äußere Leben.

Medialität – Bewusstseinszustand der neuen Zeit

Wir stehen mitten in einer weltweiten Transformation. Unser Bewusstsein öffnet sich zu höheren Schwingungen und scheint sich von erdgebundenen Dimensionen lösen zu wollen. Dabei ist nicht zu übersehen, dass momentan unterschiedliche Kräfte am Werk sind, die einerseits das Gute fördern und andererseits der Natur Schaden zufügen. Wenn jedoch gegen die Gesetze der geistigen Lichtordnung gearbeitet wird, kommen unweigerlich Korrekturen. Wo Lebenskraft und Heiterkeit geschwächt sind, rufen Krankheiten an Körper und Seele nach Korrekturen. Jetzt haben Sie mit der Lichtbahnentherapie eine segensreiche Möglichkeit, sich selbst und andere in solch schwierigen Phasen der Transformation oder Korrekturen mit liebevoller Hingabe zu unterstützen.

In meinen Seminaren stelle ich immer wieder mit freudigem Staunen fest, wie viele Teilnehmer medial begabt sind und bereits entsprechende Erfahrungen gemacht haben. Die Entfaltung dieser geistigen Begabungen wird in der heutigen Zeit stark beschleunigt. Manchmal machen unerklärliche Wahrnehmungen sogar Angst, weil sie nach dem herkömmlichen Wissensstand nicht eingeordnet werden können. Erweiterte Bewusstseinszustände und Medialität werden jedoch in Zukunft unser Leben verändern, und es ist wichtig, mehr darüber zu wissen und zu erfahren. Kinder sind jetzt schon mit medialen Fähigkeiten zur Welt gekommen, und von ihnen werden wir noch viel lernen können!

Wir leben heute in einer globalen Vernetzung mittels technischer Geräte. Zugleich beginnen wir zu ahnen, dass wir auch im Geiste verbunden sind: durch eine globale Vernetzung mit allem, was ist. Kosmische Intelligenz liegt allem zugrunde, was in der materiellen Ebene zum Ausdruck kommt. Prüfen wir selbst, ob die materiellen Manifestationen für unser seelisches Befinden etwas Positives oder Destruktives bewirken. Über das zuvor erwähnte globale Gitternetz des Christuslichtes wird es uns vielleicht bald möglich sein, im Geiste zu kommunizieren – ohne technischen Geräte! Die Öffnung zur hohen Schwingung des Christuslichtes geschieht über das Scheitel-Chakra. Die Erweiterung zum allumfassenden Bewusstsein wird auch Ihnen die Möglichkeit zu außersinnlichen Wahrnehmungen schenken.

Im Bewusstsein dieser Allverbundenheit können Sie auch über weite Entfernungen Heilenergie senden, da Raum und Zeit kein Hindernis bilden. Heilengel sind bereit, Ihrem Wunsch nachzukommen, und bringen tatsächlich Licht und Kraft dorthin, wohin Sie Ihre Gedanken lenken. Auch dies kann Lichtbahnenarbeit sein! Denken

Sie ebenso liebevoll an Menschen, die Ihnen Schwierigkeiten bereiten! Ein heilender Lichtstrahl löst die Schwierigkeiten auf und befreit Sie von Rachegefühlen oder Groll. Friedensengel erfüllen Sie mit dem ersehnten Frieden. Wo Menschen zusammen sind, werden Energien ausgetauscht – sei es im Restaurant, im Zug, in der Straßenbahn. Wo auch immer Sie leidenden Menschen begegnen, können Sie ganz still, mit liebendem Blick und Herzen, Heilenergien übermitteln. Der Energiekörper des Betreffenden nimmt diese Energie auf. Wo Liebe des Herzens fließt, wirkt ein heilender, unsichtbarer Lichtstrahl als zärtliche Verbindung in die gewünschte Richtung.

Lassen Sie mich zusammenfassen. Schulung der Medialität bedeutet in Stille „Gefäß werden" für ein Einströmen von geistigen Informationen. In inniger Verbindung mit der göttlichen Weisheit fließen diese so auf intuitivem Weg ins Bewusstsein. Eine wachsende Verfeinerung der Wahrnehmungsfähigkeit macht es Ihnen möglich, Eingebungen aus einer unbegrenzten Dimension zu bekommen, die über Ihr eigenes Wissen hinausgehen. Solche geistigen Informationen sind erst möglich, wenn Ihr Individual-Selbst ganz klein wird und dem Höheren Selbst durch innere Stille allen Raum abgibt. Dann entsteht echte Selbst-losigkeit. Echte Selbstlosigkeit ist ein geistiger Zustand, in dem es keine Trennung räumlicher und zeitlicher Art gibt. Stille ist das Fundament dieses Zustandes, in dem die Liebe zu sich selbst, zu jedem Menschen und zur ganzen Schöpfung zum Ausdruck kommt.

Selbsterkenntnis – Grundlage spiritueller Entfaltung

Niemandem in diesem irdischen Leben ist es möglich, das Absolute zu erkennen. Bei bewusstem Hinsehen und Betrachten der Schöpfung können wir nur staunen über die große Weisheit, die hinter allem wirkt – so grandios, dass uns sogar unser Seeleninhalt fortwährend vor Augen geführt wird. Wie durch Magie kommen uns Gedanken und Gefühle oft unmittelbar als materielle Manifestation im Außen entgegen. Es ist manchmal, als ob ein Tageslichtprojektor den eigenen Seeleninhalt auf die Leinwand des Alltagslebens projizieren würde! Begegnungen, Erlebnisse, das Verhalten unserer Mitmenschen und auch Naturschauspiele sprechen zu uns in ganz subtiler Kommunikation. Der Alltag wird sehr spannend, wenn Sie sozusagen zum Beobachter werden und sagen: „Ja – ich schaue mir meinen „Kinofilm“ aufmerksam an!“ Oft werden uns die eigenen Unvollkommenheiten ganz drastisch von anderen vorgelebt und gezeigt, gelenkt von der großen Weisheit, die durch alles wirkt. Ein grandioses Schauspiel ist unser Alltagsleben! Der Spiegel ist natürlich manchmal nicht einfach zu ertragen. Sicher ist jedoch, dass alles, was uns am Mitmenschen stört, was wir kritisieren und anders haben möchten, die eigenen Unvollkommenheiten sind. Wenn wir von anderen kritisiert werden und uns ärgern, sind beide betroffen – wenn uns jemand kritisiert und anders haben möchte und wir gelassen darauf reagieren können, dann bleibt es nur die Projektion des Kritisierenden. Das gleiche gilt auch im Positiven: Was wir bei anderen schön und gut finden, ist in Tat und Wahrheit die eigene seelische Schönheit!

Der Alltag ist das beste Lehrbuch. Immer wieder werden uns Situationen vor Augen geführt, um seelische Eigenschaften zu entwickeln oder zu stärken. Nichts geschieht als Strafe, alles geschieht, um uns selbst darin zu erkennen oder um gewisse seelische Entwicklungsschritte zu vollziehen. Oft sind gerade leidvolle Prozesse die besten Voraussetzungen zur Entfaltung des Seelenlichtes. Vergessen Sie nicht: Die geistige Lichtwelt ist beseelt von absoluter Liebe. Lernen wir, einfach *einverstanden* zu sein! Liebe ist Licht, und nach dem Prinzip der Liebe richtet sich eine lebendige Schöpfung aus.

Ihre eigene Liebe öffnet zum Licht, Liebe möchte Einheit – nicht Zwietracht. Erkennen Sie, welche seelischen Tugenden Sie weiterentwickeln können! Ihr Lichtkörper leuchtet dann immer heller und ist im Einklang mit höheren, geistigen Lichtwelten, und je stärker Ihre Aura leuchtet, desto mehr Heilkraft strömt aus Ihren Händen für die segensreiche Lichtbahnenarbeit!

Helfer aus der geistigen Welt

Vertraue! Ich gebe dir Zeichen,
damit dein Vertrauen gestärkt wird.

BOTSCHAFT DER ENGEL

Sie werden durch Lichtbahnenarbeit immer besser erkennen, dass die Kraft des Geistes keine Grenzen kennt. Alle Menschen sind wie Bruder und Schwester und leben im immensen kosmischen Strahlenkörper des Christuslichtes, der alles miteinander verbindet.

Es ist gut zu wissen, dass wir auch bei der Lichtbahnenarbeit immer in Verbindung mit geistigen Helfern sind, denn aus uns selbst heraus wären wir kaum in der Lage, echte Heilung zu geben. Die Anrufung der Namen von Engeln, Heiligen oder von hohen geistigen Wesen verbindet uns sogleich mit ihrem Licht, was im Dritten Auge als Lichtdurchflutung wahrgenommen werden kann. Ich persönlich habe festgestellt, dass der Name *Jesus Christus* (in meinen eindringlichen Anrufungen bei der Lichtbahnenarbeit oder auch sonst) zur höchsten kosmischen Strahlungsintensität verbindet. Betonen möchte ich aber, dass Menschen anderer Herkunft und Religionsgemeinschaften selbstverständlich ihre eigenen Heiligen anrufen können und dann mit der entsprechenden Strahlkraft beschenkt werden. Der Kosmos kennt keine dogmatischen Vorstellungen und Organisationen! Der Kosmos ist absolute Liebe, und diese Liebe möchte er als Lichtdurchströmung großzügig an uns Menschen verschenken.

Die Anlage zur Vollkommenheit hat jede Seele, doch meistens steht noch vieles zur Entfaltung an. Der jüdische Meister und Gottmensch Jesus verkörperte höchste Vollkommenheit. Heute noch ist seine Kraft als immenser Strahlenkörper aus weißem Licht in der geistigen Welt für uns da. Jesus und seine Jünger heilten Kranke. Mir scheint, dass der wahre Auftrag der Kirchen im Heilen liegt, und ich wünsche mir, dass die Kirchen wieder Orte sind, wo Menschen geheilt werden. Auch Priester sollten sich mit der Lichtbahnenarbeit vertraut machen, denn sie hätten damit eine Möglichkeit, die Seelen der ihnen anvertrauten Menschen zu heilen und mit göttlichem Licht zu durchströmen. Denn die Erfahrungen mit der Lichtbahnenarbeit zeigen deutlich, dass die Seele zugleich mit dem Körper geheilt wird, wenn Blockaden gelöst werden, da jede Blockade im Energiesystem ein Hindernis für die Lichtdurchströmung in Körper *und* Seele bildet.

Die Anrufung heiliger Namen ermöglicht Ihnen, wie erwähnt, den Kontakt mit der Strahlkraft der angerufenen Lichtwesen. Engel, Erzengel, Gottesmutter Maria, oder natürlich die Ihnen vertrauten Gottheiten sind für Sie da und warten auf die Anrufung ihres Namens. Sofort kommt spürbar eine wohltuende Lichtwelle in die Aura. Je mehr Sie diese Kontakte pflegen, desto mehr erhöht sich die Strahlungsintensität Ihrer heilenden Hände.

Empathie - die Kunst des Einfühlens

Hier beschreibe ich eine mögliche Form von Hellfühligkeit, wie ich sie selbst tagtäglich erlebe. Dank dieser Hellfühligkeit konnte ich diese neue sanfte Heilmethode erst entwickeln! Lassen Sie sich aber nicht entmutigen, wenn Sie diese Fähigkeit noch nicht entfaltet haben – Sie können auch ohne Hellfühligkeit eine wunderbare Lichtbahnenheilung durchführen. Liebe ist die wichtigste Kraft, die Heilung und Durchströmung bewirkt.

Mit jedem Gedanken an einen Mitmenschen, mag dieser noch so weit weg sein, entsteht eine innige Verbindung der beiden Lichtkörper. Es reicht aus, Vornamen und Namen in Gedanken auszusprechen, um die Schwingungen zu synchronisieren. Auf diese liebevolle Weise können Sie wunderbare Heilung auch in der Ferne bewirken.

Bei der Lichtbahnenbehandlung ergibt sich bereits bei der Einstimmung ein empathischer Zustand. Das Individual-Selbst tritt in den Hintergrund, und es entsteht eine Einheit Ihres Lichtkörpers mit dem des Klienten. Ihr Körper dient in diesem Bewusstseinszustand als Seismograph. Emphatisch fühlen Sie am eigenen Körper den Energie-Kreislauf des anderen, die Emotionen, das Strömen der Meridiane und wo Blockaden in ihnen Verdichtungen verursacht haben. Sie werden zunehmend Gefühle in den Chakras wahrnehmen, als wären Sie selbst dieser Mensch. Aufmerksam fühlend betrachten Sie das innere Befinden des anderen in sich selbst und beginnen ohne eigene Willenskraft – nur fühlend Blockaden aufzulösen. Raum und Zeit sind, wie gesagt, in diesem Bewusstseinszustand aufgehoben. Das Energiesystem wird neu mit Lebenskraft durchströmt, und damit ist die Basis für Gesundheit und Wohlergehen wieder hergestellt. Der physische Körper braucht zum Ausheilen nach der energetischen Durchströmung meistens eine Weile, bis er die Heilung vollzogen hat, was bis zu zwei Wochen dauern kann.

Empathie oder die Gabe sich einzufühlen, macht es möglich, Blockaden, Schmerzen und Gefühle von Mitmenschen wahrzunehmen, als ob man sie selber hätte. Wie bereits erwähnt, sind lang zurückliegende Traumata aus schmerzlichen Gefühlen oder Emotionen meistens in der Nackengegend als blockierte Energie fühlbar, die Gefühle selbst aber in den Chakras, wobei Chakras und Lichtbahnen eine unzertrennliche Einheit bilden. Doch wie können wir seelische Schmerzen erkennen, wenn sie ganz im Unterbewusstsein verdrängt und verborgen sind? Welcher Bewusstseinszustand ermöglicht es, sich hellfühlend in das Befinden eines anderen Menschen einzuschwingen und dessen Befinden wahrzunehmen? Wie ist dieser Zustand zu erreichen?

Für die Lichtbahnenheilung ist Empathie, also das Einfühlen, eine gute Hilfe, denn sie ermöglicht uns eine individuell ausgerichtete Behandlung zu geben. Mit gezielten Übungen in meinen Seminaren kann man diese, in jedem von uns schlummernde, Begabung leicht erkennen und fördern. Welcher Zustand ist fördernd für Empathie?

Regelmäßige Meditation ist hier an erster Stelle zu nennen und ist, wie gesagt, die Grundlage jeglicher seelischen Entfaltung. Gedankenruhe aktiviert die rechte Hirnhälfte und fördert unsere außersinnlichen Wahrnehmungen – Sympathie und Hingabe sind gute Voraussetzungen für eine Gleichschwingung der Lichtkörper von Behandelten und Behandelndem. Diese Verschmelzung ist eine innere Erfahrung – eine gegenseitige Durchdringung. Unterschiede zwischen dem Ich und dem Du verschwinden, weil die allumfassende, nicht ans Körperliche gebundene Lichtkraft keine Begrenzungen des Ichs kennt. Liebe und Mitgefühl schwingen im Einklang mit dem höheren Bewusstsein, welches nun die Führung übernimmt.

Die Empathie behindernd dagegen ist jede Form von Überlegenheitsgefühl, Künstlichkeit, Kälte, Eigenwille und Abgrenzung. Diese Eigenschaften erzeugen Trennung und verhindern eine Verschmelzung. Nur Liebe kennt keine Abgrenzung und öffnet zum Licht. Den Mitmenschen im Licht zu sehen, ihn als Bruder oder Schwester und als einen göttlichen Ausdruck des Lebens zu betrachten, lässt ganz besonders in unserer Lichtbahnenarbeit die Gegensätze verschmelzen.

Die Absichtslosigkeit der meditativen, inneren Stille verstärkt unser Öffnen zur geistigen Intelligenz des kosmischen Lichtes, was über das Individual-Selbst hinaus zum unbegrenzten Wissen führt. Fühlende Betrachtung macht empfänglich für Informationen, die dem Tagesbewusstsein normalerweise verschlossen sind. In diesem Zustand der Empathie treten seelische oder energetische Empfindungen ganz leise an die Oberfläche und können auf hellsichtige oder hellfühlende Weise wahrgenommen werden.

Folgende Wahrnehmungen können auftreten:

- innere Bilder, die eine tatsächliche Begebenheit im Leben des Klienten darstellen
- Symbole, die seelische Situationen wie ein Traumbild darstellen
- Farben, die unterschiedliche Schwingungen aufzeigen
- inneres Hören von Eingebungen
- Fühlen oder Empfindungen wahrnehmen am eigenen Körper.

Die Grundlage solcher Informationen ist die Tatsache, dass alle Begebenheiten des Lebens im Lichtkörper eines jeden Menschen gespeichert sind. Nichts geht verloren. Unser Bewusstsein ist in der Lage, sich zu erweitern und in diese Dimensionen einzuschwingen, was Ihre Lichtbahnenarbeit zu schönen Erfolgen im Dienst an Ihrem Mitmenschen führen kann. Jedoch auch ohne die Entfaltung dieser Einfühlungsgabe wird, wie bereits ausgeführt, Ihr Tun hier für den Nächsten seine hilfreiche Wirkung entfalten!

Kosmisches Licht auf fünf Schwingungsebenen

In der Verbindung mit himmlischen Helfern ist die Lichtbahnenheilung ein Segen für Sie und Ihre Mitmenschen. Ihr Scheitelchakra bildet eine wunderbare Pforte zur strömenden Licht- und Lebenskraft, und die Öffnung dieses Chakras ermöglicht es Ihnen, zum Kanal oder Vermittler strömender Lichtenergie zu werden. Aus Ihren Fingerspitzen, Handchakras und aus dem Herzen fließt heilendes Licht in den Lichtkörper des von Ihnen Behandelten und regt die Energieströme in seinen Meridianen und Chakras an.

Lassen Sie mich auf die höheren Lichtdimensionen näher eingehen. Die Lichtordnung zeigt sich in reinen, geometrischen Energieformen. Harmonie mit dieser kosmischen Lichtordnung schenkt Ihnen und Ihrer Umgebung echten Frieden, der die Übereinstimmung mit der kosmischen Ordnung des Lichtes und dessen Manifestationen spiegelt. Alle Ebenen der Schöpfung ruhen in dieser unermesslichen Lichtordnung: Kosmos, Erde und Menschen. Alles hat seine Entsprechung, nur die Schwingungsfrequenzen unterscheiden sich. In unserem Körper zeigen sich diese Schwingungsebenen als:

spiritueller Körper,
Mentalkörper,
Emotionalkörper,
ätherischer Körper und
physischer Leib.

Unsere spirituelle Entfaltung vollzieht sich auf jeder dieser Ebenen: von der grobstofflichen Welt der Sinne bis zur feinsten Ebene des Lichtes. Wie ein Baum in der Erde verwurzelt ist und sich nach dem Sonnenlicht ausrichtet, ist der Körper an die Erde gebunden und wird vom kosmischen Licht durchströmt.

Spiritueller Körper

Voraussetzung für das Einfühlen, die Empathie während der Lichtbahnenheilung, ist ein entwickelter *spiritueller Körper* mit entfalteten Chakras. Kosmisches Licht strömt durch das Scheitelchakra ein mit einer hohen Schwingungsfrequenz, die dem spirituellen Körper entspricht. Durch alle fünf Ebenen hindurch wird das Licht dann durch die Chakras bis auf die Ebene des physischen Körpers transmittiert. Eine illusorische Trennung zwischen Ihnen und der großen Weltenseele besteht nur auf der Schwingungsebene der Sinnesorgane. Heilende Energie fließt aus dem kosmischen Licht, das wie eine strahlende Sonne über uns steht und sich in Liebe zu allem verströmt.

Mentalkörper

Die Schwingungsfrequenz der Mentalebene speichert jene Energiefelder, die wir mit unseren Gedanken kreieren. Telepathische Übertragung von Gedanken beweist, dass diese Ebene keine räumliche Begrenzung hat.

Hier möchte ich etwas einflechten, was ich gerade beim Schreiben dieser Seite erlebte. Ich erhielt einen Anruf jener Klientin, die ich als erstes Fallbeispiel in diesem Buch erwähnt habe. Es sind viele Monate vergangen, seit wir uns gesehen haben. Sie sagte am Telefon, dass sie in letzter Zeit immer wieder an mich denken müsse, und ich konnte ihr sagen, *warum* sich unsere Gedanken berührten: Auch ich war gedanklich viel in Verbindung mit ihr gewesen! Sicher machen auch Sie immer wieder solche telepathischen Erfahrungen.

Jeder Gedanke schafft ein Energiefeld, das in der Aura entsprechende Resonanzen aufbaut. Diese Resonanzen ziehen dasjenige an, was gedanklich kreiert worden ist. Fortwährend entstehen durch unsere Gedankenenergien neue Lebenssituationen, denn Gedanken und Vorstellungen sind schöpferische Kräfte. Ich möchte nochmals betonen, dass Sie mit diesen schöpferischen Kräften sehr vorsichtig umgehen sollten: Es ist sehr wichtig, dass Sie dasjenige denken, was Sie wirklich möchten! Wenn Sie sich fortwährend eine Situation vorstellen, die Sie *nicht* möchten, rufen Sie sie geradezu herbei. Das Universum ist reinste Liebe und kennt kein „nein". Denken Sie in positiver Erwartung und Dankbarkeit an das, was Sie gern möchten – und es wird Ihnen von Ihren himmlischen Helfern zugeführt!

Die Mentalebene möchte Bestehendes bewahren, sie bindet das Bewusstsein an die irdische Welt. Deshalb versucht sie immer wieder, die zarten intuitiven Eingebungen anzuzweifeln. Aber mit der Kraft des höheren Bewusstseins können Sie diese Vorgänge in aller Stille beobachten, und immer mehr Vertrauen entwickeln und so die anfänglichen Zweifel an Ihren außersinnlichen Wahrnehmungen überwinden.

Emotionalkörper

Die alles durchdringende Lichtenergie baut durch eine bestimmte Schwingungsfrequenz den Emotionalkörper auf – eine duale Ebene mit hellen und dunklen Aspekten. Denken erzeugt Gefühle, die heiter oder düster sein können, je nach Einschätzung der Lebenssituation. Mit Verständnis, Mitgefühl und Beweglichkeit werden wir jedoch weniger anfällig für negative Gefühle – auch hier ordnet die Liebe alles zum Guten.

Das Zentrum der Emotionalebene ist das Solarplexus-Chakra. Die unteren Chakras reagieren stark auf seelische Belastungen – ja sie können ihre Drehrichtung umkehren und sind dann nicht mehr im kosmischen Licht integriert. Sie schließen sich, wenn das kosmische Ordnungsprinzip der Liebe verletzt wird, und verursachen einen Mangel an

Lebensenergie im ganzen Energiesystem. Sie haben in der Lichtbahnenarbeit gelernt, wie Sie solche seelischen Verletzungen und Nöte wunderbar heilen können.

Ätherischer Körper

Eine etwas niederere Schwingungsfrequenz des kosmischen Lichtes bildet die ätherische Ebene, die den physischen Leib wie ein geistiges Double vorbildet und den Körper mit Lebenskraft versorgt. Wie Sie durch die Lichtbahnenarbeit erfahren haben, strömen auf dieser Ebene alle zwölf Meridiane und die zwei Hauptgefäße. Zu diesen Hauptströmen gibt es aber noch Tausende von feinsten *Nadis*, einem ganz feinen „elektrischen" Netzwerk, das den Körper und seine Organe mit Licht durchströmt. Eine intensive Verflechtung von Energie und Materie oder Geist und Körper findet auf dieser Ebene statt.

Physischer Körper

Die fünf Sinnesorgane – Augen, Ohren, Nase, Mund und Haut – dienen der Wahrnehmung der irdischen Schwingungsfrequenz. Alles Irdische gehört dieser Ebene an. Diese irdische Sphäre ist ein schmales Spektrum einer Breite von unbeschreiblichen Lichtdimensionen. Es ist die Manifestation einer grandiosen Ordnung, deren Matrizen aus Lichtenergie das Irdische formen. Licht schenkt uns Kraft, Lebensenergie, Gefühle und Gedanken. Licht macht den Körper lebendig und stark. Licht kann sich sowohl als Materie oder als unsichtbare Kraft manifestieren, es sind bloß unterschiedliche Schwingungsfrequenzen. Freuen wir uns an allen Ebenen des Daseins!

Hier nun eine Zusammenfassung dieser fünf wichtigsten Ebenen von Schwingungsfrequenzen:

Spiritueller Körper – kosmische Weisheit

- Reines Bewusstsein
- Subjekt und Objekt sind unterschiedslos
- Verschmelzung aller fünf Ebenen
- Grenzenloses SEIN
- Empathische Verbindungen
- Öffnung zum Christuslicht

Mentalkörper – Gedankenebene

Fließender Gedankenstrom unterschiedlicher Herkunft:

- Ich-gebundene Vorstellungen
- Analytische Überlegungen
- Eingebungen aus der unsichtbaren, geistigen Ebene
- Gedanklicher Austausch zwischen Lebewesen

Emotionalkörper – Gefühlsebene

- Verarbeitung und Integrierung von Wahrnehmungen
- Intellekt und Gedanken nähren diese Ebene
- Duale Ebene aus Licht und Schatten

Ätherischer Körper – Lebenskraftebene

- Versorgung des Körpers mit Lebenskraft
- Strömende Lichtbahnen (Energieleitbahnen)
- Nadis – Netzwerk kleinster Verteilerkanälchen
- Verflechtung von Energie und Materie

Physischer Körper – Sinnesebene

- Hormon- und Stoffwechselaktivität
- Organ- und Zellfunktionen
- Wirkungskraft der fünf Elemente

Kosmisches Bewusstsein und spirituelle Entwicklung

Vordergründig sind wir in einem intellektuellen Scheinverständnis gefangen, doch können wir dieses Gefängnis verlassen und eine ungeahnte Freiheit entdecken. Meditativ können wir das „Dahinterwirkende“ klarer ins Bewusstsein einströmen lassen. Die grobstoffliche Welt bildet unser Fundament, dessen Manifestationen wie ein Spiegel des eigenen Bewusstseins erforscht und erkannt werden können. Geistiges Erwachen schenkt Ihnen Einsichten, und es wird Ihnen immer besser gelingen, das Materielle, Vordergründige mit dem Geistigen, Hintergründigen zu verbinden. Unmittelbar erlebte Seinsaugenblicke sind wahre Quellen von Kraft und Freude! Intuitive Erkenntnisse und absolute Absichtslosigkeit schenken Ihnen Harmonie im Alltag. Die Möglichkeit, mit dem allumfassenden, innewohnenden Licht zu verschmelzen, ist immer da. Die spirituelle Entfaltung, das wissen Sie bereits, geschieht stets in der Stille.

Die Kraft des Geistes ist ewig und unvergänglich, der Körper jedoch irdisch und vergänglich. Ein harmonisches Zusammenspiel beider Ebenen können Sie jetzt durch die segensreiche Lichtbahnenheilung fördern. Auch wenn es vielleicht sehr „großartig“ klingt: Sie erreichen mit dieser Arbeit, dass sich Himmel und Erde im Körper des Klienten harmonisch vereinen, die schöpferischen Kräfte Yin und Yang aktiviert werden und somit die Lebenskraft vermehrt und stimuliert wird.

Zusammenfassend gebe ich Ihnen einen kurzen Überblick über die nach meiner Erfahrung wichtigen Stufen zur spirituellen Entfaltung. Ich möchte Ihnen damit aber keine starren Vorstellungen vermitteln, sondern Aufmunterungen geben, eigene Erfahrungen zu sammeln. Eigene Erfahrungen geben Ihnen Gewissheit und Vertrauen! Und bedenken Sie auch: Im Geschehenlassen geschieht am meisten!

Die spirituelle Entwicklung führt durch folgende Stufen:

- Tägliche Meditation. Sie öffnet das Bewusstsein zur kosmischen Weisheit und schenkt Distanz von äußeren Dingen und Sorgen
- Erkenntnis, dass Bindung an die äußere Welt verblendet und viele Leiden und Sorgen schafft
- Überprüfung der äußeren Begebenheiten durch Meditation und Kontemplation
- Beobachten der Gedanken und Fühlen der Gefühle
- Loslassen von allem, was gegen das Prinzip der Liebe gerichtet ist

- Betrachten des Alltags als einen Spiegel der Seele, um sich zu erkennen
- In der Stille der Meditation immer mehr Licht und Einheit erleben
- Das Dritte Auge öffnet sich zur geistigen Lichtwelt
- Verweilen in der Betrachtung des Lichtes in aller Stille und ohne Absicht
- Der Eigenwille tritt immer mehr in den Hintergrund und ergibt sich dem Höheren Willen
- Jetzt kann das Himmlische Licht hervorbrechen und leuchten
- Dieses Licht kann sich wie eine leuchtende, strahlende, weiße Sonne zeigen
- Stille kann dunkel sein – doch das Licht kommt aus dem Dunkeln
- Einswerden mit allen Dingen: mit der äußeren Manifestation des Lichtes und dem innewohnenden Licht.
  Diese letzte Stufe setzt große Kräfte des Geistes und Lichtes frei.

Das himmlische Licht tritt hervor,
wenn ein Mensch äusserste Stille bewahrt.
Wer das himmlische Licht ausstrahlt,
der sieht sein wahres Selbst.
Durch die Pflege des wahren Selbstes
wird das Absolute erreicht.
Erreicht jemand das Absolute,
dann walten die himmlischen Kräfte
über sein irdisches Leben.

Chuang Tzu

Meditation

Die nachfolgende Meditation bildet den Abschluss des Buches.

Allen Lesern wünsche ich Licht und Freude bei der Lichtbahnenarbeit. Möge diese Therapie vielen Menschen seelisches und körperliches Wohlbefinden schenken!

Meine Augen zeigen mir überall die verfestigte Form des göttlichen Lichtes. Ich betrachte alles um mich mit liebenden Augen. Alle Gegenstände nehme ich ruhig und aufmerksam wahr. In allem, was ich betrachte, leuchtet eine durchscheinende Lichtkraft. Mit meinem Herzen fühle ich diese liebende Kraft …

Meine Augen ruhen auf einem Baum, einer Pflanze oder einem Mitmenschen, lange und ruhig. Dabei führe ich meine Augen entspannt um die sichtbaren Konturen und fühle, wie sich das Herzchakra und das Stirnchakra weiten … Mein Sehen wird zu einem fühlenden Sehen … Meine Augen sind nicht mehr klar auf den Gegenstand, sondern unscharf auf den Hintergrund gerichtet … Ganz zart wird sich mir das innere, geistige Licht als Aura oder Lichtabstrahlung zeigen. Ich lasse es geschehen und lerne auf diese Weise meine Hellsichtigkeit kennen.

Mit der Kraft meines Geistes visualisiere ich ruhig und entspannt diese Seelenbilder: Ich befinde mich auf einem hohen Berg. Tiefe Ruhe und Frieden herrschen hier. Zu meinen Füßen sehe ich eine wunderschöne, bunte Wiese. Ich betrachte die Farben der bunten Blumen … Alles um mich pulsiert lebendig und farbig … Nun sehe ich, wie sich über mir ein wunderbarer Regenbogen wölbt. Alle sieben Farben des Regenbogens fließen durch meinen Körper hindurch … Ich bade in den sieben zarten Farben: Rot – Orange – Gelb – Grün – Hellblau – Indigoblau – Violett … und fühle diese wunderschönen Farben … Ich werde eins mit dem farbigen Licht …

Die Sonne scheint jetzt hell und warm, und ich erfahre in den wärmenden Sonnenstrahlen tiefe Stille und Frieden… Ich betrachte die Strahlen und sehe in meinem geistigen Schauen Lichtwesen aus lebendig pulsierendem Licht. Ich fühle, wie das Licht in mein Solarplexuschakra einströmt und sich im ganzen Körper verteilt … Ich fühle ein goldenes Licht in meinem Herzchakra – ein zartes Liebeslicht … Es dehnt sich immer weiter aus und verschmilzt mit der Quelle des Lichts … Ich fühle, wie das Licht sich immer mehr ausbrei-

tet, bis ich mich ganz mit dem Licht verschmelze. Lichtwesen umgeben und durchströmen mich liebevoll mit zarten Lichtwellen. Ich spüre eine tiefe Glückseligkeit … In jede Zelle meines Körpers strömt heilendes Licht, alles ordnet und erneuert sich. Immer mehr spüre ich, dass ich selbst aus Licht bin.

Ich lasse mir jetzt genügend Zeit, dieses wunderbare Spiel mit dem Herzen zu betrachten …

Langsam verblassen nun meine Seelenbilder. Bereichert durch diese innere Erfahrung gehe ich in meinen Alltag zurück und fühle mich gestärkt und erfrischt.

ANHANG

Meridiane – Lichtbahnen im Überblick

Die Auswirkungen von strömendem Licht und blockiertem Licht

Lungen-Meridian

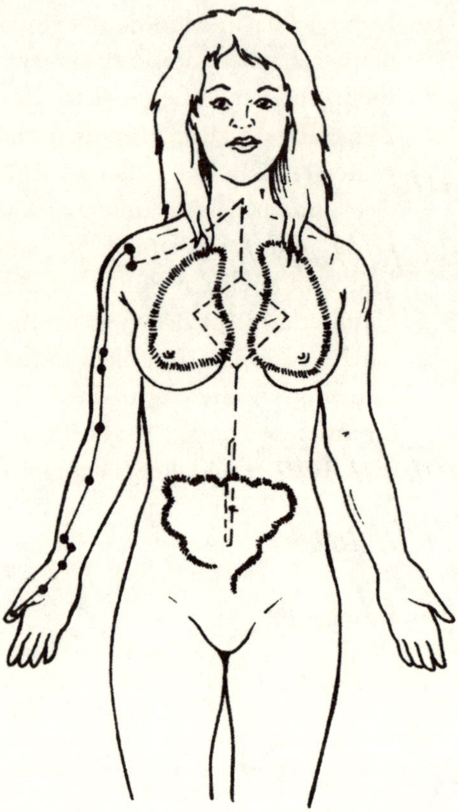

Der Lungen-Meridian entspringt in der mittleren Bauchhöhle, berührt dort den Dickdarm. Der Dickdarm-Meridian ist mit dem Lungen-Meridian dem Element Luft (Metall) zugeordnet. Der Lungen-Lichtstrom führt nach oben zum Zwerchfell, geht in die Lunge hinein und gibt ihr die notwendige Lebenskraft. Unter dem Schlüsselbein tritt er an die Oberfläche und ist mit den Händen stimulierbar. Er fließt an der inneren Seite des Oberarms zum Ellbogen, zum Unterarm und endet an der äußeren Seite in der Daumenspitze. Ein anderer Ast zweigt über dem Handgelenk ab und geht in den Zeigefinger, wo er auf den Dickdarm-Meridian trifft.

⏩ **Strömendes Licht:** Demut, Bescheidenheit, Vergnügtsein, Zufriedenheit, Toleranz

⏭ **Blockiertes Licht:**

KÖRPERLICHE BESCHWERDEN:

Erkrankung der Atmungsorgane, Husten, Erkältung, Asthma, Atemnot, Schmerzen der Arme, Kopfschmerzen, Erkrankungen im Mund und Rachen

SEELISCHE BESCHWERDEN:

Bedrücktheit, Verachtung, Stolz, Sarkasmus, Ironie, Spott, Reue

---

Dickdarm-Meridian

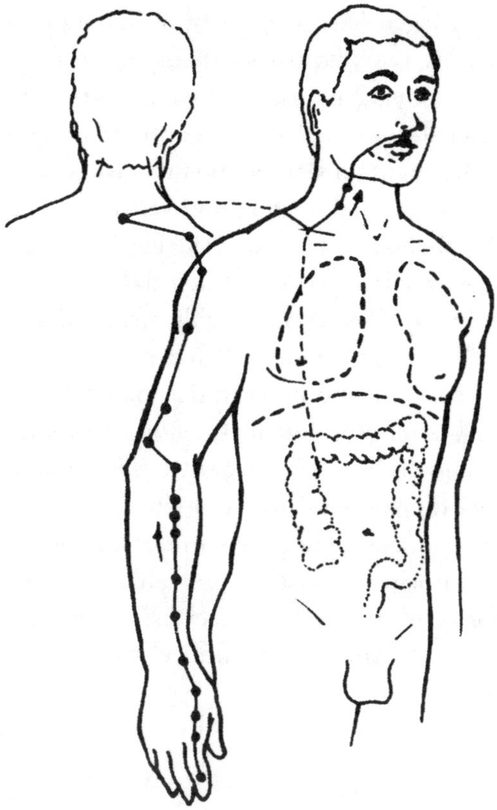

Der Dickdarm-Meridian beginnt beim Nagelbett des Zeigefingers, fließt auf der äußeren Seite des Zeigefingers zum Handgelenk, weiter entlang der äußeren Seite des Unterarms zur äußeren Seite des Ellbogens zum Oberarm und zum höchsten Punkt auf der Schulter. Ein Ast zweigt ab ins Innere des Körpers und fließt in die Lunge und weiter zum Dickdarm hinunter. Der andere Ast bleibt auf der Oberseite und fließt zum Hals, über die Wange und innerlich durch die Zähne und endet, nachdem er die Oberlippe überkreuzt, am Nasenflügel.

▸▸ **Strömendes Licht:** Begeisterungsfähigkeit, Verzeihenkönnen, Loslassen, Großzügigkeit

▸▸| **Blockiertes Licht:**

KÖRPERLICHE BESCHWERDEN:

Entzündungen im Kiefer und Hals, Schnupfen, Verschleimung, Verstopfung oder Durchfall, Darmentzündung, Bluthochdruck, Trigeminusneuralgie, Zahnschmerzen

SEELISCHE BESCHWERDEN:

Kummer, Schuldgefühle, Depression, Apathie, Gleichgültigkeit, Geiz

---

Magen-Meridian

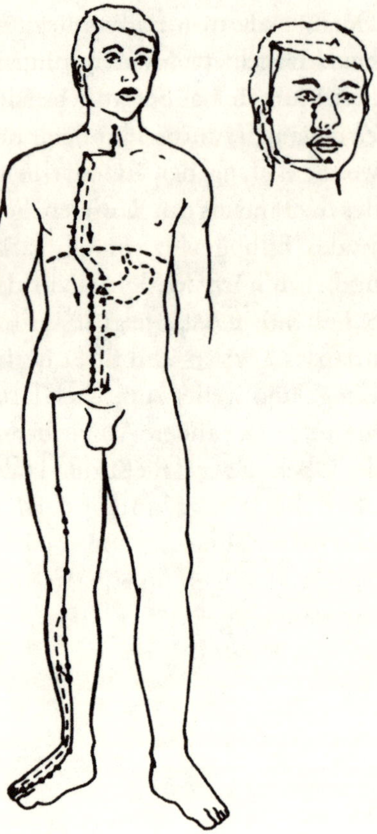

Der Magen-Meridian übernimmt die Energie des Dickdarm-Meridians am Nasenflügel, steigt innerlich zur Nasenwurzel auf und tritt unterhalb der Augen an die Oberfläche. Seitlich der Nase läuft er bis zum unteren Kieferknochen und kehrt vor dem Ohr zur Schläfe bis zur Schädeldecke hinauf, fließt wieder hinunter durch das Kiefergelenk zum Hals, über das Schlüsselbein durch die Brust, versorgt innerlich den Magen mit Lebenskraft und fließt in den Bauch bis in die Leiste. Von dort fließt er zu den Oberschenkeln, zur äußeren Seite des Knies und über die vordere Mitte des Unterschenkels zur Spitze des Fußes und endet an der äußeren Seite der zweiten und dritten Zehe. Vom Fußrist geht ein kurzer Ast zur inneren Seite der großen Zehe und verbindet sich mit der Milz-Leitbahn.

▸▸ **Strömendes Licht:** Vertrauen, Einfühlungsvermögen, Zufriedenheit, Anpassungsfähigkeit, Mitgefühl

▸▸| **Blockiertes Licht:**

KÖRPERLICHE BESCHWERDEN:

Magen- oder Darmbeschwerden, Allergien, Migräne, Augenerkrankungen, Hals- oder Zahnschmerzen, Erkrankungen der Brustdrüsen, Gelenkschmerzen, Hautprobleme, Verspannungen im Kieferbereich, Schmerzen in Knien und Beinen

SEELISCHE BESCHWERDEN:

Ablehnung, Ekelgefühle, Verbitterung, Zweifel, Kritiksucht, Enttäuschung, Unbeweglichkeit

---

Milz-Meridian

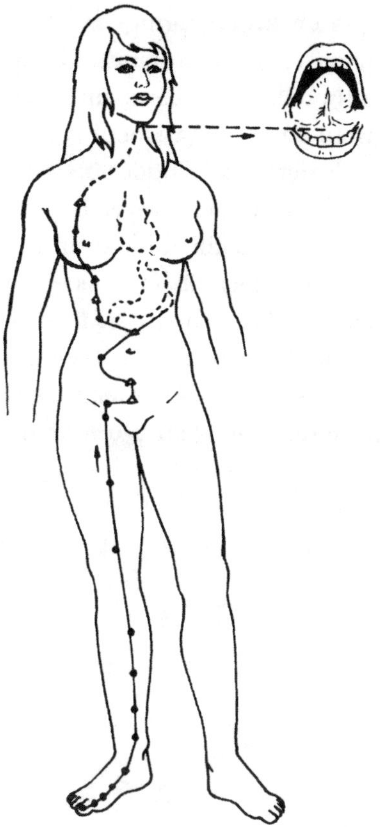

Der Milz-Meridian fließt von der Außenseite der großen Zehe auf der Innenseite des Fußes entlang, vor dem Fußknöchel über die hintere Seite des Unterschenkels zur inneren Seite des Knies und Oberschenkels nach oben und tritt in die Bauchhöhle. Im Inneren des Körpers fließt aus ihm Lebenskraft in die Milz, weiter in die Brust und innerlich bis zur Kehle und in die Zungenwurzel. Ein innerer Ast führt ins Herz, wo er sich mit dem nachfolgenden Herz-Meridian verbindet.

▸▸ **Strömendes Licht:** Anerkennung, Zuversicht, Mitleid, Vertrauen

▸▸| **Blockiertes Licht:**

KÖRPERLICHE BESCHWERDEN:

Magenschmerzen, Darmentzündungen, Blähungen, Ekzeme und Allergien, Störungen des Wasser- oder Bluthaushaltes, Wechseljahrbeschwerden, Venenerkrankungen, Hämorrhoiden, Bettnässen

SEELISCHE BESCHWERDEN:

Ablehnung, Zukunftsangst, Neid, Verbissenheit

Herz-Meridian

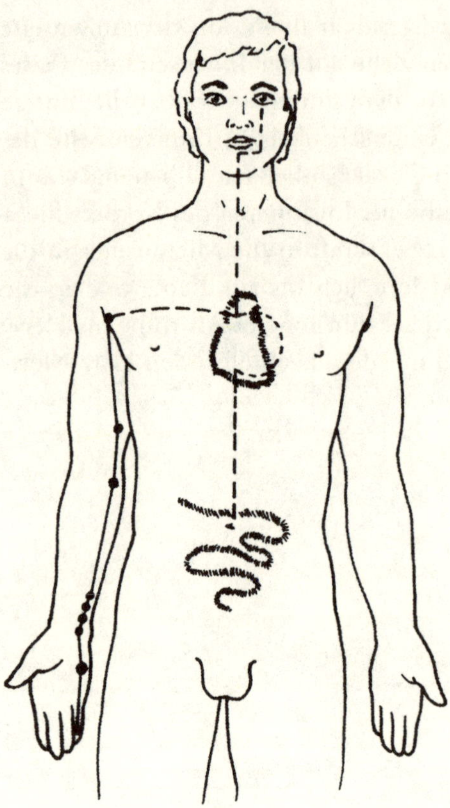

Die Herz-Leitbahn entspringt im Herzen. Im Inneren läuft ein Ast durch das Zwerchfell in den Dünndarm, ein anderer hinauf an der Kehle vorbei bis zum Auge. Ein dritter Ast läuft quer über die Brust, vom Herzen zur Lunge. Bei der Achselhöhle ist er dann fühlbar an der Oberfläche, fließt über die Innenseite von Ellenbogen und Unterarm in die Handinnenfläche und endet beim Nagelbett des kleinen Fingers auf der Innenseite. Dort verbindet er sich mit dem Dünndarm-Meridian.

▸▸ **Strömendes Licht:** Selbstsicherheit, Vergebung, Liebesfähigkeit, Herzlichkeit, Mitgefühl

▸▸| **Blockiertes Licht:**

KÖRPERLICHE BESCHWERDEN:

Herzerkrankungen, Erregungszustände, Nervenschwäche, Schlaflosigkeit, Angstzustände, Kreislaufbeschwerden, Bewusstlosigkeit

SEELISCHE BESCHWERDEN:

Wenig Selbstvertrauen, Unsicherheit, Trauer, Hassgefühle, Ärger, Enttäuschungen, falsche Erwartungen

---

Dünndarm-Meridian

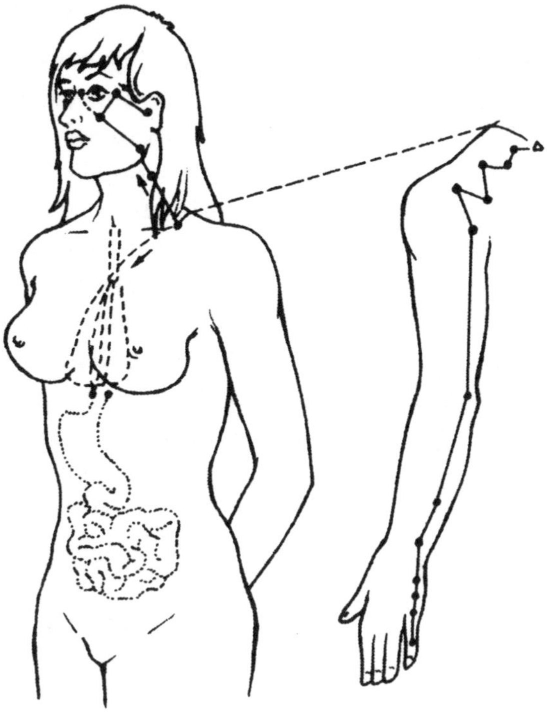

Die Dünndarm-Leitbahn beginnt am äußeren Rand des Nagelbettes des kleinen Fingers, fließt am Rand der Hand entlang ins Handgelenk und weiter entlang der Hinterseite des Unterarms zum Ellenbogen, zum Oberarm, über die Schultern zum höchsten Punkt am Rücken. Ein Ast verläuft innerlich durchs Herz, Zwerchfell und Magen bis zum Dünndarm. Der andere Ast steigt an der Seite des Halses zur Wange und fließt bis ins Ohr. Ein kurzer Ast zweigt auf der Wange ab und fließt zum inneren Augenwinkel, wo er sich mit dem nachfolgenden Blasen-Meridian vereint.

▸▸ **Strömendes Licht:** Lebensfreude, Gefühl des Angenommenseins, Geborgenheit

▸▸| **Blockiertes Licht:**

KÖRPERLICHE BESCHWERDEN:

Verdauungsbeschwerden, Entzündungen im Kieferbereich, Schmerzen im Arm, oberen Rückenbereich oder in den Schultern, Tinnitus, Verspannungen im Nacken, Taubheitsgefühl in den Fingern

SEELISCHE BESCHWERDEN:

Kummer, Überempfindlichkeit, Traurigkeit, Sorgen

Blasen-Meridian

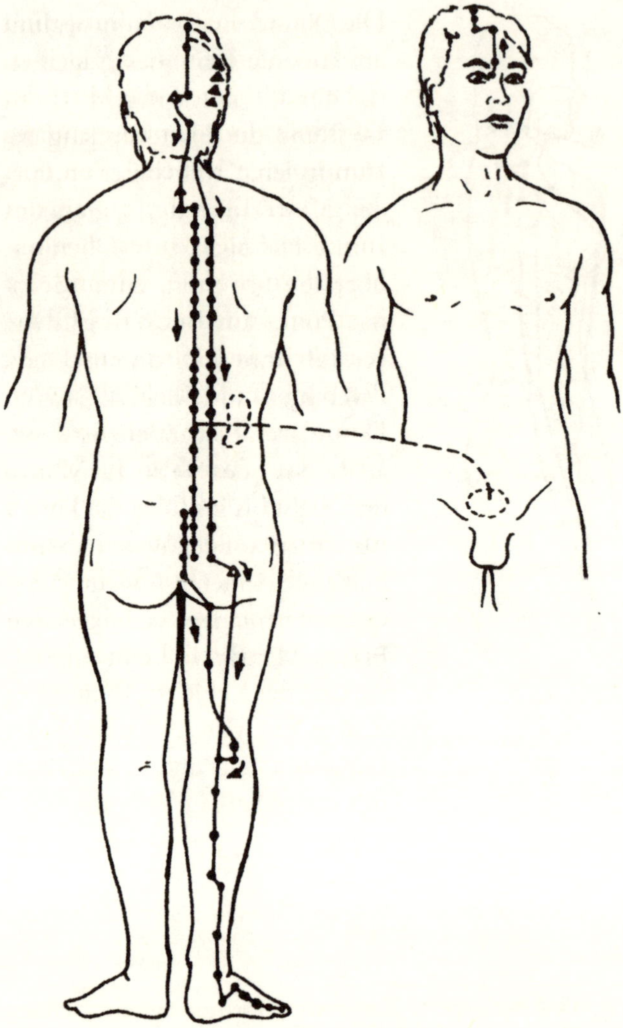

Vom inneren Augenwinkel steigt der Blasen-Meridian über die Stirn zum Scheitelpunkt des Kopfes hinauf. Ein kleiner Ast tritt in das Gehirn. Der Hauptast fließt über den Hinterkopf zum Nacken. Dort fließen zwei beziehungsweise vier Äste parallel zum Rückgrat nach unten. In der Lendengegend zweigt ein Ast ab ins Körperinnere zur Niere und zur Blase. Beide Äste fließen über das Gesäß auf der Hinterseite des Oberschenkels nach unten in die Kniekehle. Dort vereinen sich die beiden, und der Hauptstrom fließt in die Wade zum äußeren Knöchel, entlang der äußeren Seite des Fußes zur Spitze der kleinen Zehe. Dort verbindet er sich mit der Nieren-Leitbahn.

▸▸ **Strömendes Licht:** Frieden, Vertrauen, Mut

▸▸| **Blockiertes Licht:**

KÖRPERLICHE BESCHWERDEN:

Kopfschmerzen, Augenschwäche, Nackenverspannungen, Rückenschmerzen, Ischias, Urogenital-Erkrankungen

SEELISCHE BESCHWERDEN:

Ängste, Schreckhaftigkeit, Ungeduld, Frustration, Entsetzen

Nieren-Meridian

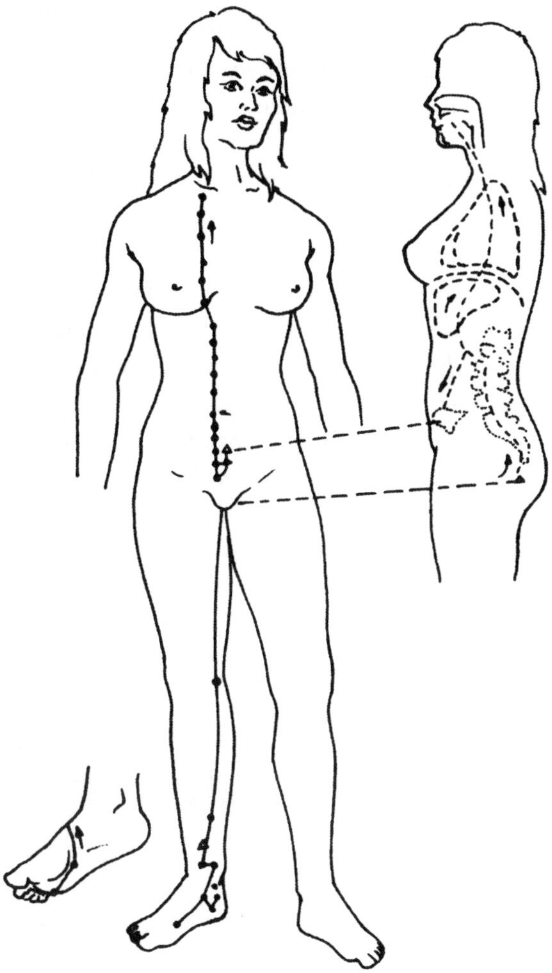

Die Nieren-Leitbahn entspringt an der unteren Seite der kleinen Zehe und fließt in die Mitte der Fußsohle und den Rist entlang zum inneren Knöchel. Von dort steigt der Energiefluss an der Innenseite des Unterschenkels hinauf zum Knie, entlang der hinteren Innenseite des Oberschenkels nach oben, tritt nahe der Basis der Wirbelsäule in den Körper zur Niere und zur Blase. Über das Schambein fließt nun der Nieren-Meridian über Bauch und Brust nach oben bis zum Schlüsselbein. Ein kleiner Ast beginnt in der Niere, steigt durch Leber, Zwerchfell, Lunge hinauf, entlang der Kehle zur Wurzel der Zunge. Ein weiterer Ast verbindet Lunge mit Herz und vereinigt sich mit dem Kreislauf-Meridian.

▸▸ **Strömendes Licht:** Vertrauen, Bestimmtheit, Kreativität, Sorglosigkeit, Selbstsicherheit

▸▸| **Blockiertes Licht:**

KÖRPERLICHE BESCHWERDEN:

Urogenital-Erkrankungen, Muskelschwäche der Beine, Wasserstau, Gleichgewichtsstörungen, Nieren- und Blasenentzündungen, Bettnässen, Impotenz, Rückenschmerzen, Menstruationsstörungen, Ohrenerkrankungen

SEELISCHE BESCHWERDEN:

Ängstlichkeit, Aberglaube, Übervorsicht, innere Spannungen

Kreislauf-Sexus-Meridian

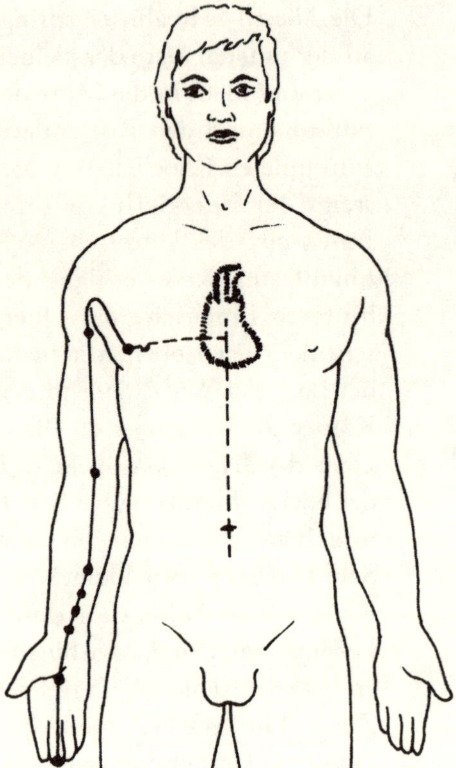

Die Kreislauf-Leitbahn beginnt im Herz, steigt durch das Zwerchfell nach unten und verbindet den oberen, mittleren und unteren Teil des Dreifachen Erwärmers. Ein zweiter Ast strömt in der Rippengegend, er fließt um die Achselhöhle an der Innenseite des Oberarms entlang zur Armbeuge und über den Unterarm zur Handinnenfläche bis zur Spitze des Mittelfingers. In der Handfläche zweigt ein kurzer Ast ab und verbindet sich beim Nagelbett des Ringfingers mit dem Dreifachen Erwärmer.

▸▸ **Strömendes Licht:** Innere Ruhe, Entspannung, Selbstvertrauen, Zufriedenheit

▸▸| **Blockiertes Licht:**

KÖRPERLICHE BESCHWERDEN:

Gehirnerkrankungen, Migräne, Epilepsie, Übelkeit und Erbrechen, Angina pectoris, Schluckauf, Durchblutungsstörungen, Lähmungen, Erschöpfungszustände, Kreislaufkollaps oder Schockzustand

SEELISCHE BESCHWERDEN:

Schwermut, Schuldgefühle, Düsternis, Eifersucht, Unruhe, Spannungsgefühle

---

Dreifacher-Erwärmer-Meridian

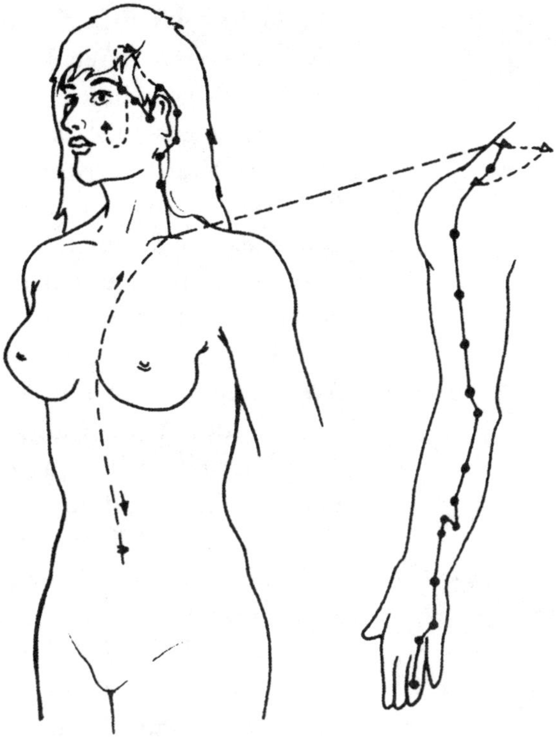

Die Dreifacher-Erwärmer-Leitbahn fließt von der äußeren Seite des Ringfingers über den Handrücken zum Handgelenk, zum Unterarm hinauf, über den Ellenbogen zur hinteren Seite des Oberarms und zur hinteren Seite der Schulter. Von dort steigt sie über die Schulter und fließt unter dem Brustbein in die Brust. Der innere Ast führt durch den Herzbeutel ins Zwerchfell und vereint die Ebenen des oberen, mittleren und unteren Erwärmers (Unterbauch–Magengegend–Brust). Ein äußerer Ast fließt seitlich des Halses nach oben, den hinteren Rand des Ohres entlang und umkreist innerlich das Gesicht. Ein kleiner Ast führt durch das Ohr und tritt vor dem Ohr an die Oberfläche, steigt bis zum äußeren Ende der Augenbraue und vereint sich dort mit dem Gallenblasen-Meridian.

⏩ **Strömendes Licht:** Leichtigkeit, Fröhlichkeit, Ausgeglichenheit, Zuversicht

⏭ **Blockiertes Licht:**

KÖRPERLICHE BESCHWERDEN:

Erkrankungen am Ohr, Gleichgewichtsstörungen, Tinnitus, Schmerzen in den Gelenken, Schmerzen im Arm oder den Schultern, unausgeglichene Körperwärme, Verdauungsbeschwerden, Erschöpfungszustand

SEELISCHE BESCHWERDEN:

Verzweiflung, Hoffnungslosigkeit, Einsamkeit, Schwermut, Burnout-Syndrom

---

Gallenblasen-Meridian

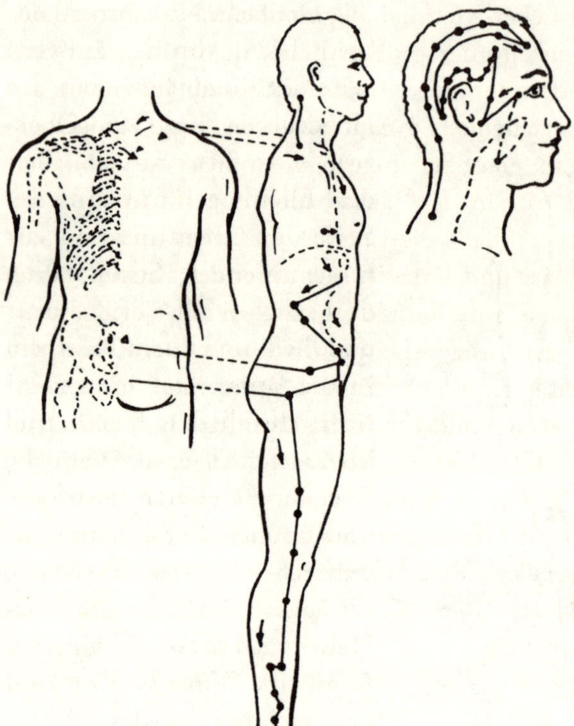

Die Gallenblasen-Leitbahn fließt aus zwei Ästen vom äußeren Augenwinkel weg. Der eine Ast geht im Zickzack über die Seite des Kopfes, fließt hinter dem Ohr durch den Hals zur Schulter, von dort weiter nach unten an den unteren Rippen entlang zur Hüftgegend. Der zweite Ast strömt im Inneren des Körpers durch die Wange, läuft über Hals, Brust nach unten zur Leber und zur Gallenblase. In der Hüftgegend verbindet er sich mit dem anderen Ast. Die Energiebahn führt dann durch das Hüftgelenk am äußeren Rand des Oberschenkels zum Knie, am Unterschenkel entlang zum äußeren Fußknöchel über den Rist bis zur Spitze der vierten Zehe. Auf dem Rist zweigt ein kleiner Ast quer über den Fuß zur großen Zehe ab und bringt die Energie zum Leber-Meridian.

▸▸ **Strömendes Licht:** Bescheidenheit, Verständnis, Toleranz, Nachsichtigkeit, Unternehmungslust, Kreativität

▸▸| **Blockiertes Licht:**

KÖRPERLICHE BESCHWERDEN:

Augen- und Ohrenerkrankungen, Kopfschmerzen, Nackenverspannungen, Kreuzschmerzen, Enge in der Brust, Leber- und Gallenblasenerkrankungen, Hüftgelenk- und Knieschmerzen, Stau in den Beinen

SEELISCHE BESCHWERDEN:

Wut, Ärger, Unentschlossenheit, Hilflosigkeit

Leber-Meridian

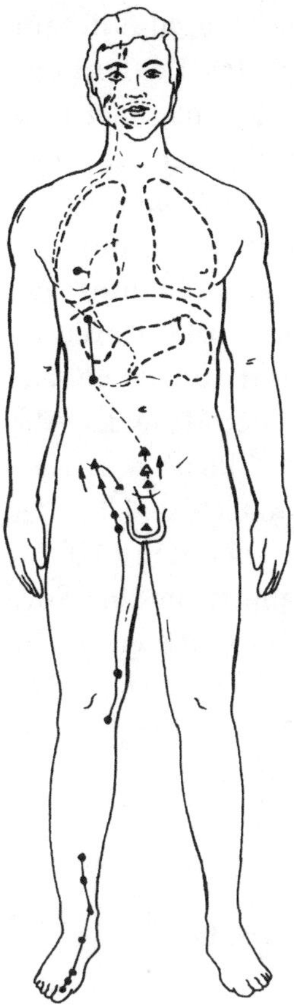

Der Leber-Meridian beginnt beim Nagelbett an der Innenseite der großen Zehe, fließt über den Fuß vor dem inneren Knöchel vorbei zur Innenseite des Unterschenkels hinauf durch das Knie zum Oberschenkel, zur Schamgegend, umkreist die Genitalien und tritt in den Unterbauch ein. Im Inneren des Körpers fließt die Energie zur Leber und zur Gallenblase und zerfasert sich unter den Rippen, bevor sie sich in die Lunge ergießt, wo sich der Kreislauf mit der Lungen-Leitbahn schließt. Der Zyklus des Energie-Kreislaufsystems beginnt hier von neuem. Ein neu gebildeter Ast läuft an der Luftröhre entlang zur Kehle und weiter zum Auge, von hier über die Wange nach unten und umkreist das Innere der Lippen. Der andere Ast steigt über die Stirn zum Scheitel des Schädels auf.

▸▸ **Strömendes Licht:** Zufriedenheit, Verzeihenkönnen, Glücksgefühl, Lebensmut

▸▸| **Blockiertes Licht:**

KÖRPERLICHE BESCHWERDEN:

Migräne, Schmerzen im Brustraum und Rücken, Menstruationsstörungen, Leber- und Gallenblasenleiden, Verdauungsbeschwerden, Entzündungen der Harnwege, Dysurie (Probleme der Harnentleerung), Impotenz, Schmerzen im Unterschenkel, Bluthochdruck, Epilepsie

SEELISCHE BESCHWERDEN:

Wut, Zorn, Groll, Ärger, Rachegefühl

Gouverneur-Lenker-Gefäß (Du-Mai*)

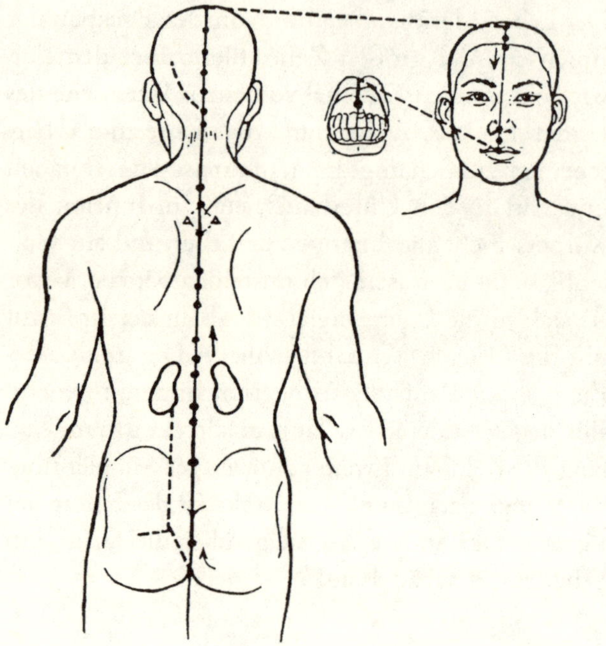

In der Beckenhöhle entspringt das Lenkergefäß und steigt durch einen inneren Ast zur Niere auf. Durch einen weiteren inneren Ast fließt der Lichtstrom nach unten zum Damm und tritt dort an die Oberfläche. Er strömt zum Steißbein, entlang der Mitte der Wirbelsäule hinauf zum Kopf und zum Gehirn. Über den Scheitel des Kopfes führt der Hauptstrom zur Stirn und Nase und endet im oberen Zahnfleisch.

▸▸ **Strömendes Licht:** Lebensfreude, Unternehmungslust, Ausgeglichenheit, Gelassenheit

▸▸| **Blockiertes Licht:**

KÖRPERLICHE BESCHWERDEN:

Infektionskrankheiten, Erkältung, Nasenbluten, Kopfschmerzen, Rückenschmerzen, Müdigkeit, Bronchitis, Nervenschwäche, Urogenital-Erkrankungen

SEELISCHE BESCHWERDEN:

Depression, Mutlosigkeit, Antriebslosigkeit

---

* Abb. S. 132 und 133 aus: Ted J. Kaptchuk, Das große Buch der chinesischen Medizin, O. W. Barth 1983

Konzeptions- oder Diener-Gefäß (Ren-Mai)

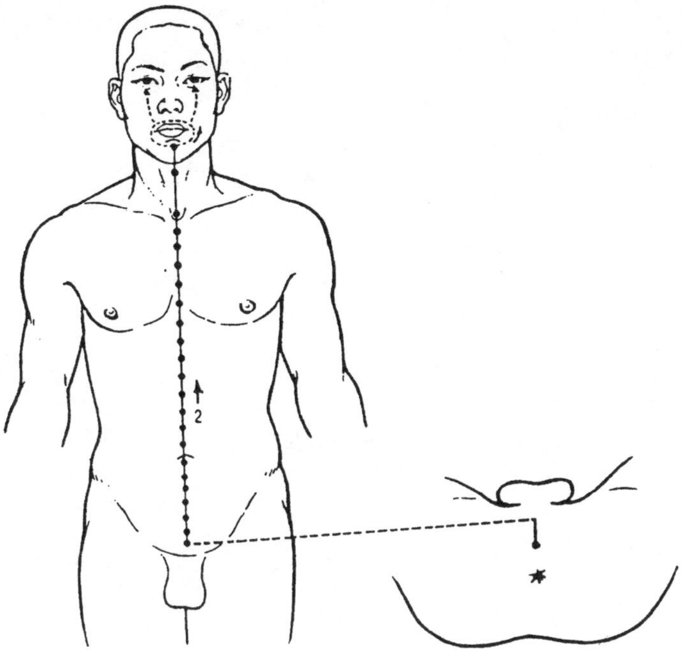

Von der Beckenhöhle kommend, tritt er beim Damm in der Analgegend an die Körperoberfläche, fließt über die Genitalien nach vorn, steigt über die Mitte des Bauches zur Brust und über die Kehle zum Unterkiefer. Dort dringt der Lichtstrom nach innen, kreist um die Lippen und sendet zwei Ausläufer zu den Augen.

▸▸ **Strömendes Licht:** Gelassenheit, innere Ruhe, Selbstvertrauen, Selbstverantwortung, Vertrauen, Offenheit

▸▸| **Blockiertes Licht:**

KÖRPERLICHE BESCHWERDEN:

Verdauungsstörungen, Herz- und Lungenerkrankungen, Sprechstörungen, Gesichtslähmungen, Bronchitis, Heiserkeit, Asthma, Bluthochdruck, Impotenz, Blähungen, Frigidität, Bauchschmerzen, Urogenital-Beschwerden

SEELISCHE BESCHWERDEN:

Schamgefühle, Erröten, Spannungen, Enge in der Brust

Überblick:
14 Schritte im Ablauf der Lichtbahnen-Heilung

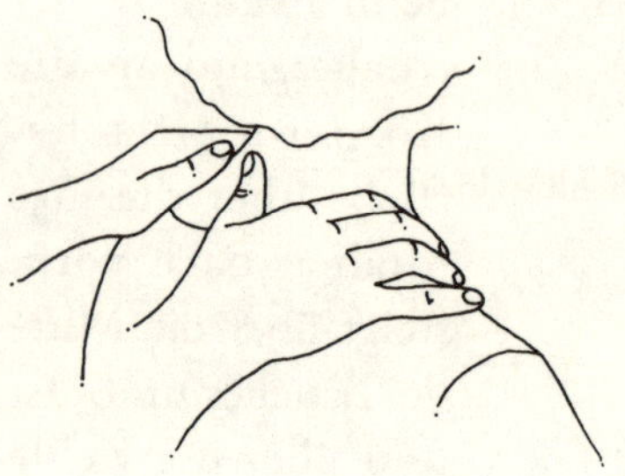

1. Das Schulter-Nackenfeld

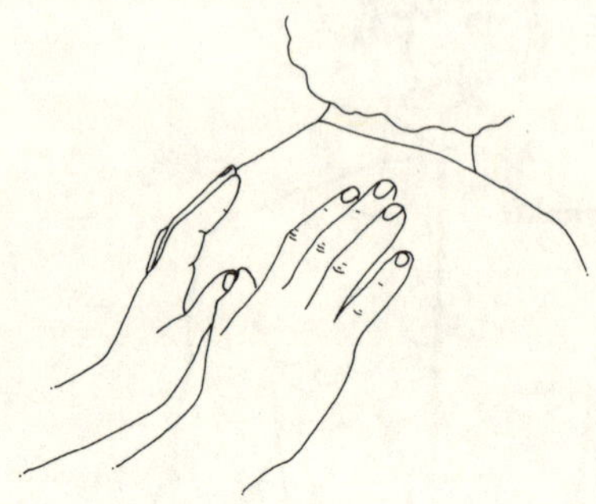

2. Ganze Wirbelsäule

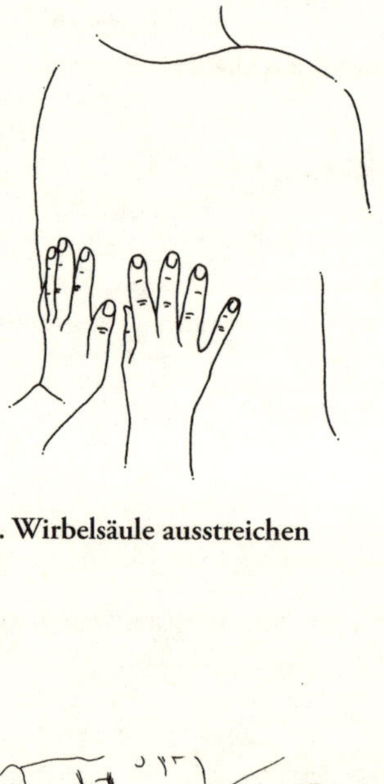

3. Wirbelsäule ausstreichen

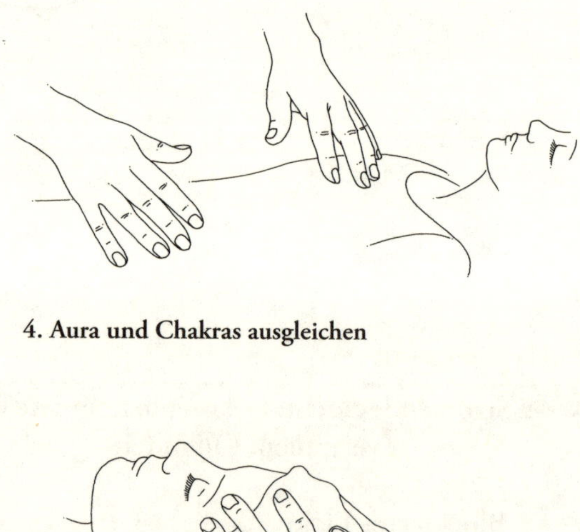

4. Aura und Chakras ausgleichen

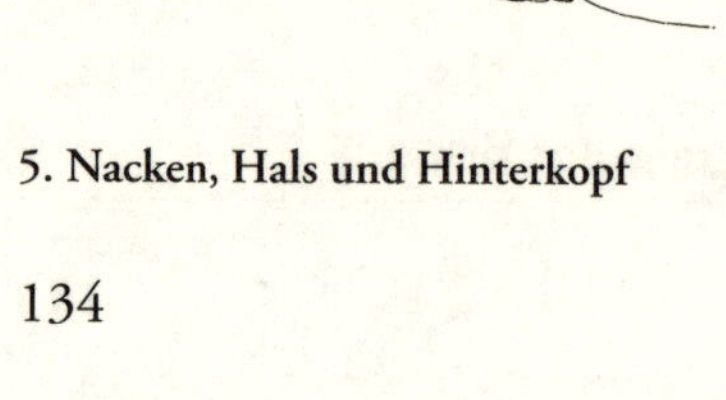

5. Nacken, Hals und Hinterkopf

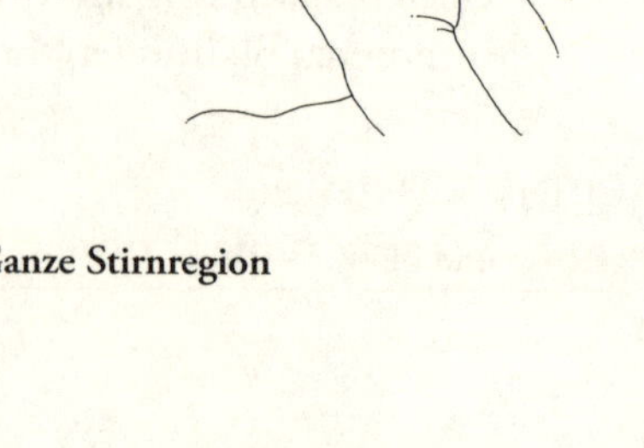

6. Ganze Stirnregion

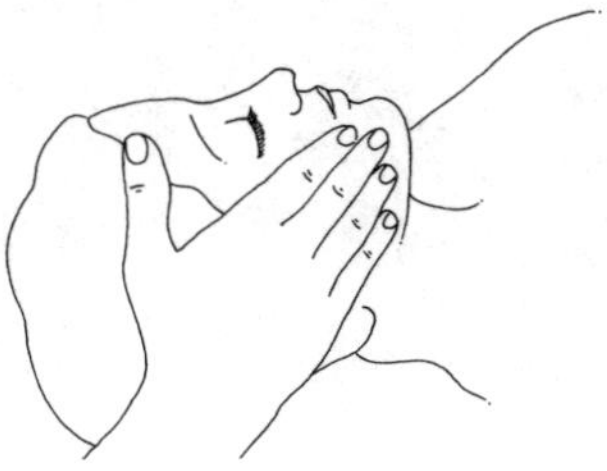

7. Kopfpunkte

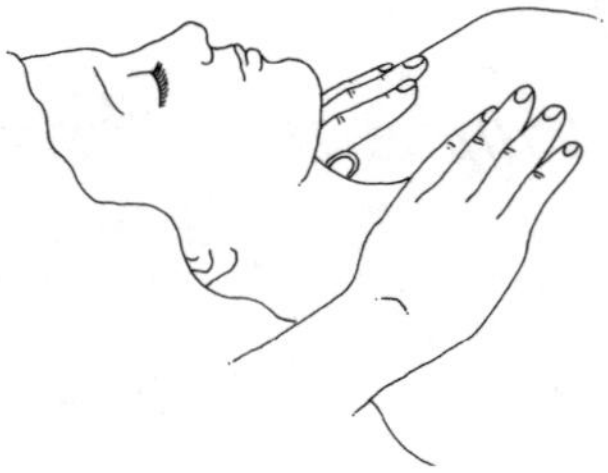

8. Hals und Schlüsselbein

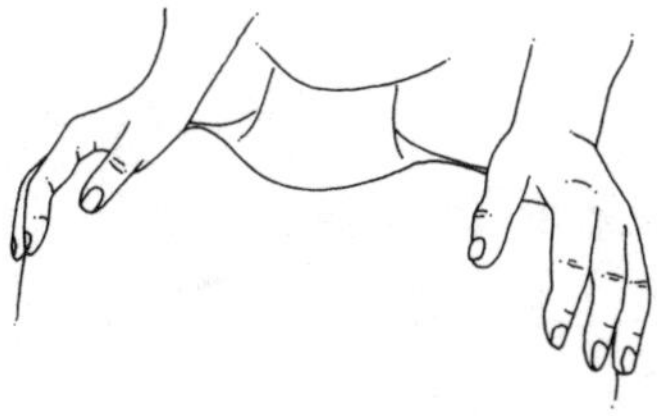

9. Oberarme und Schultergelenke

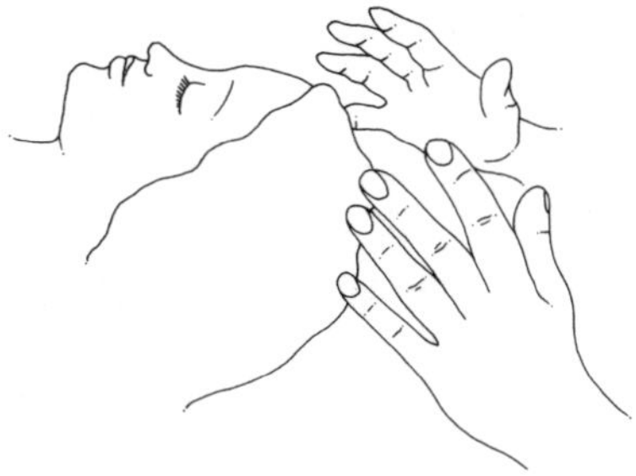

10. Aura über dem Kopf schließen

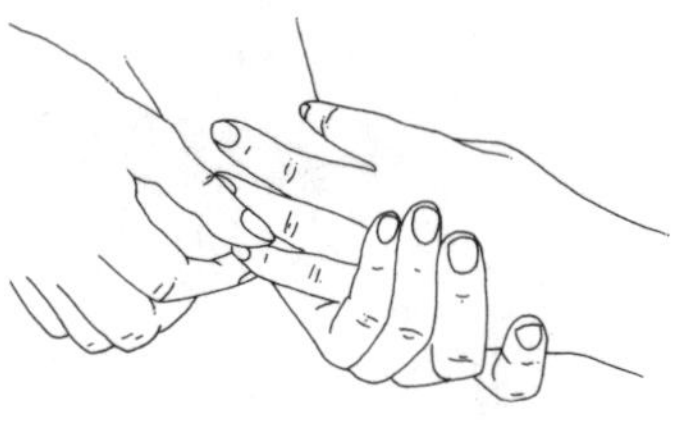

11. Fingerpunkte

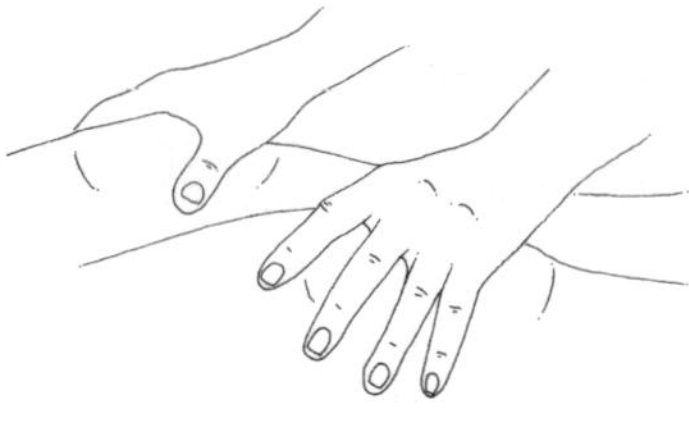

12. Knie und Unterschenkel

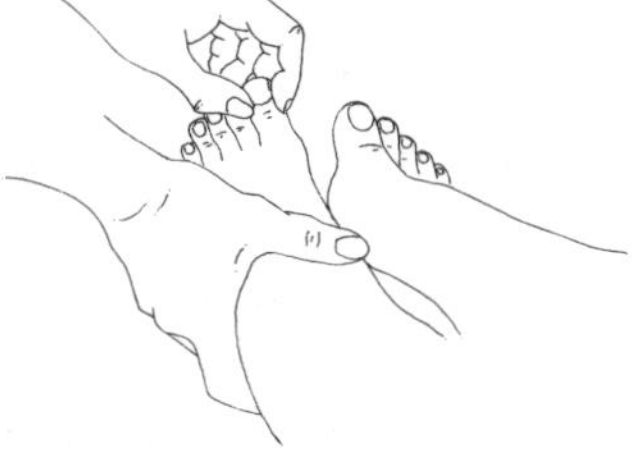

13. Fußgelenke und Füße

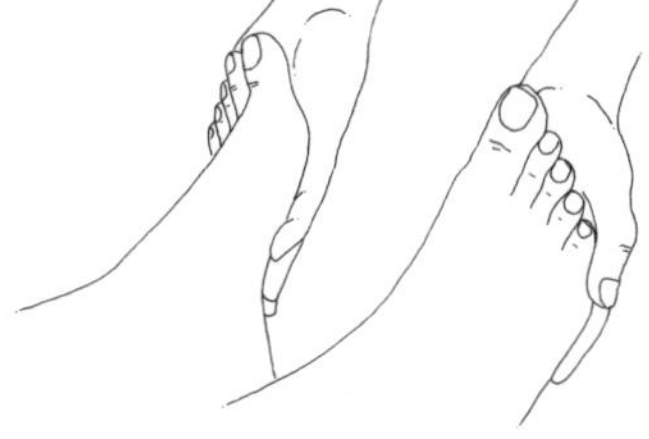

14. Danken und Abschließen

Überblick:
Lichtbahnenarbeit zur Selbstheilung

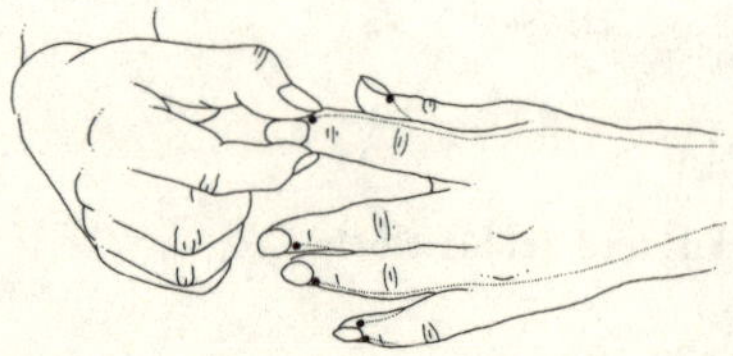

Die Fingerspitzen

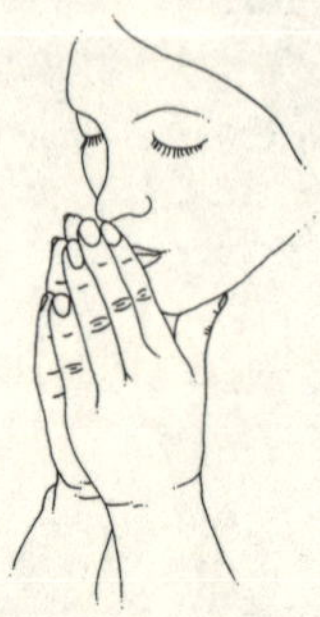

„Betende Hände"

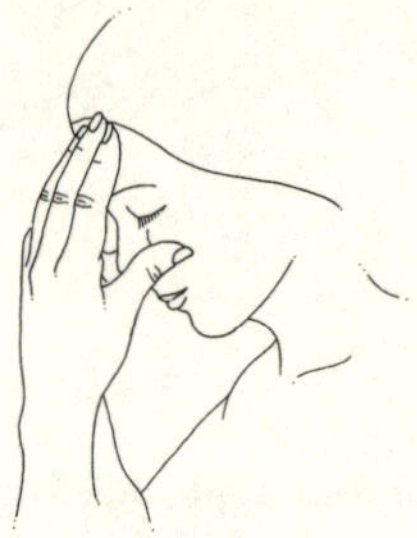

Berührungen des Gesichts

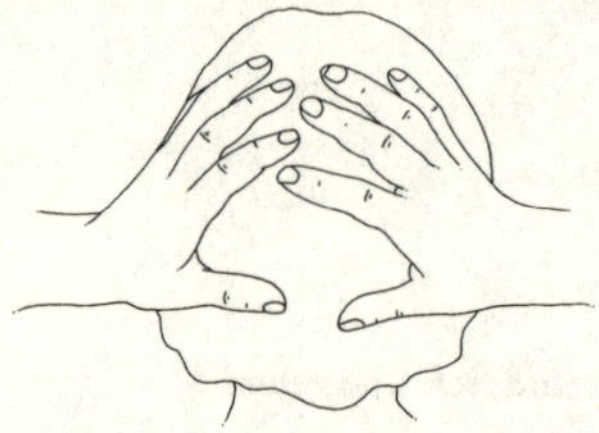

Lösen des Hinterkopfes

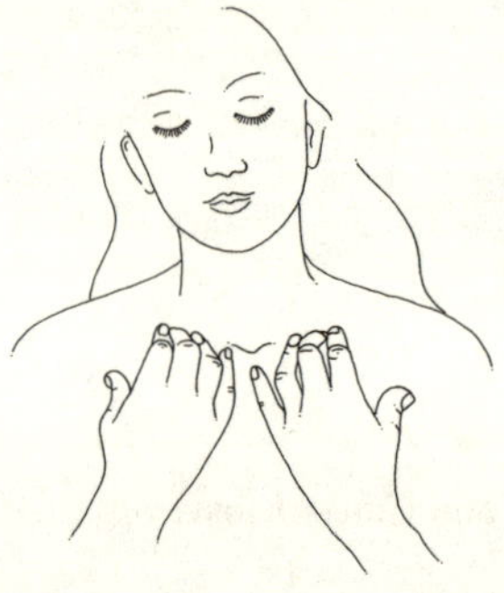

Lichtbahnenarbeit am Schlüsselbein

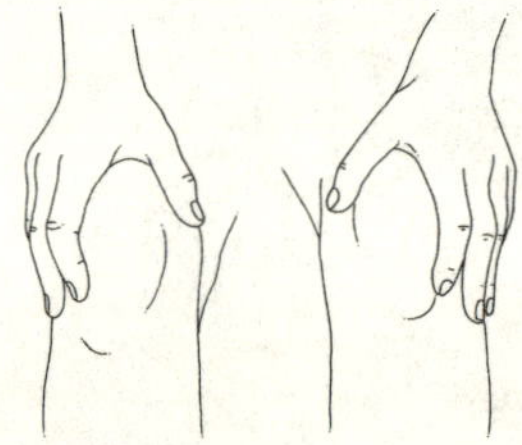

Lichtbahnenarbeit am Knie

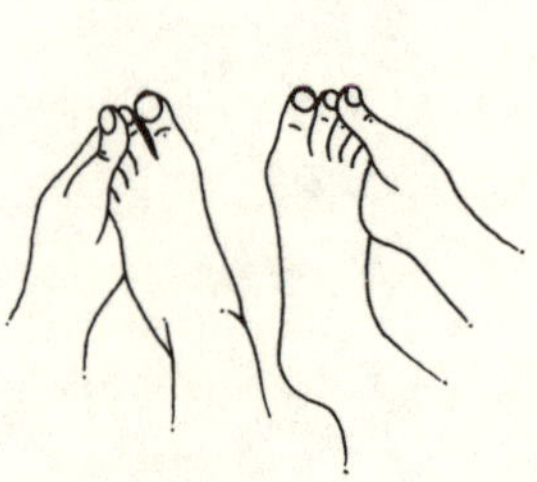

Die Zehenspitzen

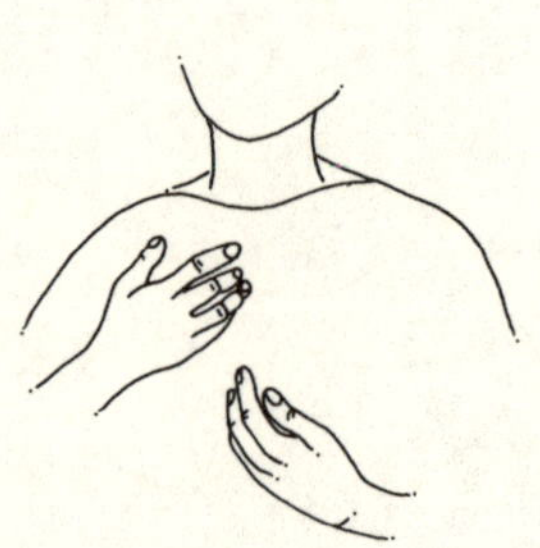

Berührung auf dem Brustbein

Überblick: Lichtbahnen

6 Meridiane mit Yang-Energie und 1 Hauptgefäß aller Yang-Meridiane

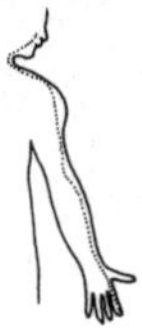

Dickdarm

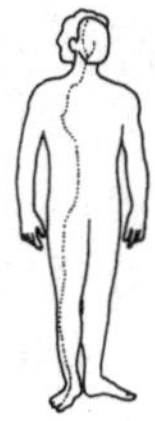

Magen

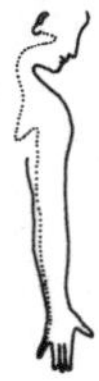

Dünndarm

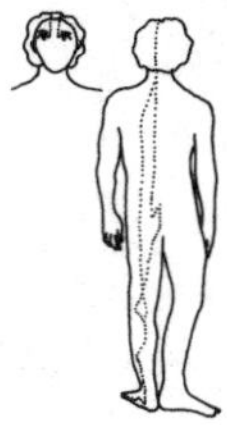

Blase

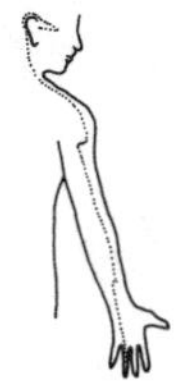

Dreifacher Erwärmer

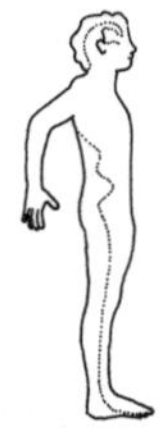

Gallenblase

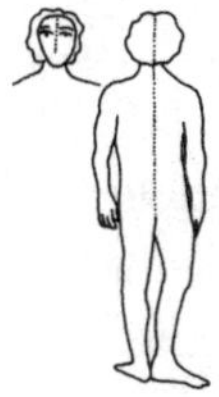

Gouverneur- oder Lenkergefäß

6 Meridiane mit Yin-Energie und 1 Hauptgefäß aller Yin-Meridiane

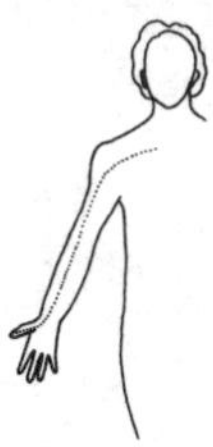

Lunge

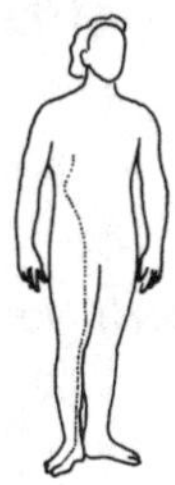

Milz

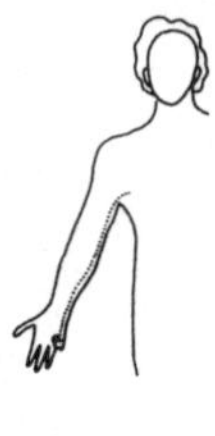

Herz

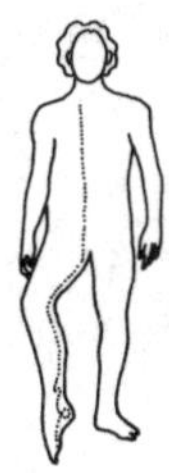

Nieren

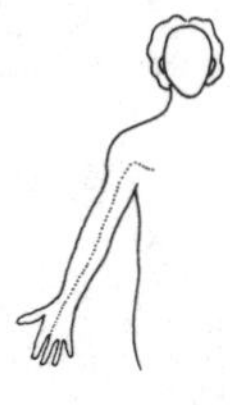

Kreislauf

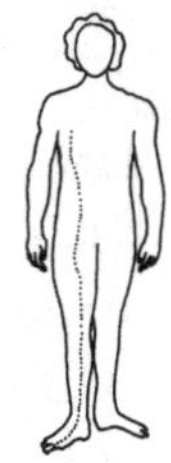

Leber

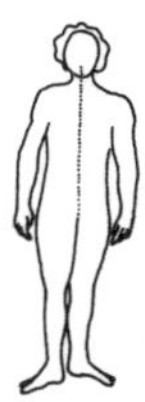

Konzeptions- oder Dienergefäß

Körperliche Störungen und entsprechende Meridiane

Allergie	MI-MA
Alpträume	HE
Angina pectoris	KR
Asthma	LU-MA-MI
Atemnot	LU-KR-MA
Augenerkrankungen	BL-LE-GB
Ausschlag	DI-MA-MI
Bauchschmerzen	LE-DI-DÜ-MA-GB
Beine, müde	MA-GB-BL
Bewusstlosigkeit	HE-KR
Blähungen	MI-GB-MA-LE
Blasenentzündung	BL-NI
Blutdruck, niedrig	KG
Blutdruck, hoch	NI-LE-GB-MA-KG
Bronchitis	LU-MA-KG-DI
Darmentzündung	MI-LE-DÜ-MA
Durchblutungsstörungen	KR-HE-DE
Durchfall	DI-LU-MA
Ekzem	MA-MI
Ellenbogenschmerz	LU-DÜ-DE
Epilepsie	NI-LE-G
Erregbarkeit	KR
Erschöpfung	KR-DE-MA
Faszialislähmung	LU-MA-DI-DÜ
Fersenschmerz	BL-NI
Fieber	DE-DI-G
Frigidität	LE-KR
Fußbeschwerden	MI-GB-MA-BL
Fußgelenkschmerzen	GB-BL-MA
Gallenblasenschwäche	LE-GB
Gelenkschmerzen	DE-DI
Gesichtsmuskelspannung	DI-MA-GB
Gichtzehe	MI-LE

Erklärung für Abkürzungen:

BL	Blasen-Meridian
DE	Dreifacher Erwärmer
DI	Dickdarm-Meridian
DÜ	Dünndarm-Meridian
GB	Gallenblasen-Meridian
G	Gouverneur-Gefäß
HE	Herz-Meridian
KG	Konzeptions-Gefäß
KR	Kreislauf-Meridian
LE	Leber-Meridian
LU	Lungen-Meridian
MA	Magen-Meridian
MI	Milz-Meridian
NI	Nieren-Meridian

Halsschmerzen . . . . MA-NI-LU-LE
Halsblockade . . . . LU-MA
Hämorrhoiden . . . . MI-MA-DI
Hauterkrankungen . . . . MA-MI
Heiserkeit . . . . KG-MA-LU
Hepatitis . . . . LE-GB
Herzklopfen . . . . HE-KR-MI
Herzschmerzen . . . . HE-MI-DÜ
Hexenschuss . . . . G-GB-BL-NI
Hüftgelenkschmerzen . . . . GB
Husten . . . . LU-MA

Impotenz . . . . MI-LE-NI-KG
Inkontinenz . . . . BL-KG
Ischias . . . . BL-GB-NI-MA

Kniebeschwerden . . . . MI-MA-GB
Kopfschmerzen . . . . MA-GB-BL-NI-LE
Kreislaufkollaps . . . . KR-HE-G
Kreuzschmerzen . . . . GB-BL

Leberschwäche . . . . LE-GB

Magenbeschwerden . . . . MA-KG-MI-DI
Menstruationsbeschwerden . . . . . MI-MA-NI-LE-KG
Migräne . . . . MA-GB-BL-KG
Müdigkeit . . . . KG
Muskelkrämpfe . . . . BL-MA-MI

Nackenblockade . . . . DÜ-GB-BL-DE
Nasenbluten . . . . G
Nase, verstopft . . . . DI-MA
Nervosität . . . . G-KG-KR
Neuralgien . . . . GB
Nierenentzündung . . . . NI-BL

Oberbauchschmerzen . . . . MI-MA-LE-GB
Ohrensausen . . . . GB-DE-DÜ-KG

Rückenschmerzen . . . . GB-BL-G-DÜ

Schlaflosigkeit . . . . MI-BL-GB-LE-HE
Schluckauf . . . . KR

Schnupfen . . . . DI-MA-LU
Schulterschmerzen . . . . DÜ-DE-DI
Schwerhörigkeit . . . . DE-DÜ-NI
Schwindel. . . . . BL-MA-DE-GB
Sehstörungen . . . . BL-LE-GB
Stirnhöhlenkatarrh . . . . MA-DE-GB

Taubheitsgefühl . . . . DÜ-DE-HE
Trigeminusneuralgie . . . . DE-DI-MA-DÜ

Übelkeit . . . . KR
Übergewicht. . . . . MA-MI
Uro-Genitalerkrankungen . . . . . G-KG-LE-NI-BL

Venenbeschwerden . . . . MI-LE-MA-GB
Verdauungsbeschwerden. . . . . . . MI-LE-MA-GB

Wechseljahrsbeschwerden. . . . . . MI-KG-LE

Zahnschmerzen . . . . DI-MA-DÜ

Danksagung

Meine geistigen Helfer haben mich mit liebevollen, unterstützenden Menschen zusammengebracht. Ihnen, meinen himmlischen Helfern, möchte ich vorab danken für die Führung durch dieses Leben. Sie haben mir oft den Weg geebnet und Zeichen gegeben.

Zu den liebevollen irdischen Helferinnen gehört *Karin Vial*. Sie hat mir mit aufmunternden Worten Mut gemacht, diese Lichtbahnenarbeit vielen Menschen zugänglich zu machen, nachdem sie die Ausbildungs-Seminare besucht hatte. Von Herzen danke ich ihr für die sorgfältige Unterstützung als Lektorin und für ihr tiefes Verständnis der geistigen Wahrheiten.

Mein besonderer Dank gilt auch meiner Tochter *Alexandra Fink-Thali* für die Verschönerung und Ausarbeitung meiner Skizzen. Sie konnte sich gut in den Text einfühlen und hat diesen mit ihren schönen Bildern bereichert.

Danken möchte ich *Bruno Thali,* meinem Ehepartner, der mir viel Freiheit und Unabhängigkeit gibt, um meine Lebensaufgabe zu erfüllen.

Allen Seminarteilnehmern, die in den letzten Jahren die Ausbildung bei mir gemacht haben, danke ich von Herzen. Ihre positiven Rückmeldungen haben mich von der heilenden Wirkung dieser neuen Heilmethode definitiv überzeugt. Dankbar denke ich an die schönen Erfahrungen und Öffnungen zum Licht hin, die ich während der Ausbildungs-Seminare miterleben durfte.

Literatur

Clifford, Terry, *Tibetische Heilkunst*, Ullstein Sachbuch 1990

Drunvalo, Melchizedek, *Die Blume des Lebens,* Band 1 und 2, Koha Verlag 2000

Eckert, Achim, *Das heilende Tao*, Verlag Hermann Bauer 1998

Endo, Ryokyu, *Tao Shiatsu*, Karl F. Haug Fachbuchverlag 2002

Fiedeler, Frank, *Yin und Yang*, Diederichs 2003

Frank, Kai-Uwe, *Altchinesische Heilungswege*, Oesch 2003

Heidemann, Christel, *Meridian-Therapie*, Bd. 1–3, Badenweiler 1995

Hempen, Carl-Hermann, *dtv-Atlas Akupunktur*, dtv 2000

Hinrichs, Ulrike, *Die großen Erzengelkarten*, Windpferd 2000

Kaptchuk, Ted J., *Das große Buch der chinesischen Medizin*, Heyne 2001

Penzel, W., *Akupunkt-Massage nach Penzel*, Band 1–3, Eigenverlag W. Penzel 1993

Perk, Johann, *Das Neue Testament*, Benziger Verlag, Einsiedeln

Pollock, Maud N., *Vom Herzen durch die Hände,* Verlag Hermann Bauer 1995

Rappendecker, Wilfried, *Fünf Elemente und Zwölf Meridiane*, Felicitas Hübner Verlag 1995

Roob, Alexander, *Alchemie und Mystik*, Benedikt Verlag, Köln 1996

Sagan, Samuel, *Heilende Planetenkräfte*, Ebertin 1998

Thali, Trudi, Lernvideo *Lichtbahnen-Heilung*, ISBN 3-89522439-2-2, Vitznau 2003

– *Meridian-Karten für Lichtbahnen-Therapie*, Windpferd Verlag 2003

– *Lichtfunken, Engelbotschaften*, Windpferd Verlag 2003

– *Die 8 Wege Jesu zum Glück*, Kösel Verlag 2003

– *Das Vaterunser als Chakra-Meditation*, ISBN 3-9522439-4-9

– *Die Offenbarung des Johannes*, ISBN 3-9522439-5-7

Tonträger mit geführten Meditationen auf CDs:

– *Die 8 Wege Jesu zum Glück*, Kösel Verlag 2003

– *Das Vaterunser als Chakra-Meditation*, ISBN 3-9522439-3-0

– *Sanctus-Vision*, ISBN 3-9522439-0-6

– *Das Gebet des Heiligen Bruder Klaus*, ISBN 3-9522439-1-4

Tashira, Tachi-ren, *Der Lichtkörper-Prozess*, Hans-Nietsch-Verlag 1998

Thie, John, *Gesund durch Berühren*, Hugendubel 2000

Ulrich, Dr. med. Wolf, *Schmerzfrei durch Akupressur*, Econ Verlag 1975

Wang, Dr. Qin, *Gesund durch chinesische Medizin*, Karl F. Haug Verlag 1994

White Eagle, *Wunder des Lichts*, Aquamarin Verlag 1975

Über die Autorin

Trudi Thali, sensitive Heilerin, Autorin und Seminarleiterin, arbeitet in einer eigenen Naturheilpraxis in Vitznau am Vierwaldstätter See, Schweiz. Starke Transformationserlebnisse führten sie auf den spirituellen Weg. Ihre besonderen Fähigkeiten liegen im hellfühlenden Wahrnehmen des energetischen Zustandes von Mensch und Natur.

Trudi Thali hat verschiedene Ausbildungen auf den Gebieten des *Geistigen Heilens, der Meditation, Sensitivität und Medialität* absolviert. Sie selbst leitet regelmäßig Meditationsgruppen und Seminare zu verschiedenen spirituellen Themen. Seit Jahren bildet sie auch interessierte Therapeuten und Laien in dem von ihr entwickelten System der Lichtbahnenarbeit aus.

Folgendes ist bislang von Trudi Thali erschienen:

Lernvideo *Lichtbahnen-Heilung*, ISBN 3-89522439-2-2, Vitznau 2003
erhältlich über Karin Vial (contact@vial.de) oder im Buchhandel

- *Meridian-Karten für Lichtbahnen-Therapie*, Windpferd Verlag 2003
- *Lichtfunken, Engelbotschaften*, Windpferd Verlag 2003
- *Die 8 Wege Jesu zum Glück*, Kösel Verlag 2003
- *Das Vaterunser als Chakra-Meditation*, ISBN 3-9522439-4-9
- *Die Offenbarung des Johannes*, ISBN 3-9522439-5-7
- *Bach-Blüten entfalten die Seelenkräfte, Skript* – zu beziehen von der Autorin

Tonträger mit geführten Meditationen auf CDs:

- *Die 8 Wege Jesu zum Glück*, Kösel Verlag 2003
- *Das Vaterunser als Chakra-Meditation*, ISBN 3-9522439-3-0
- *Sanctus-Vision*, ISBN 3-9522439-0-6
- *Das Gebet des Heiligen Bruder Klaus*, ISBN 3-9522439-1-4

Inspiriert von der göttlichen Geometrie entstanden ferner eine große Anzahl von Bildern und Mandalas aus farbiger Kohle und Farbstiften (Ausstellung 1993 in Luzern).

Seminarprogramme und eine Therapeuten-Liste für Lichtbahnen-Heilung können bei der Autorin angefordert werden:

Trudi Thali
CH-Vitznau
Fax: 0041-(0)41-397 10 58
Email info@trudi-thali.ch
www.trudi-thali.ch

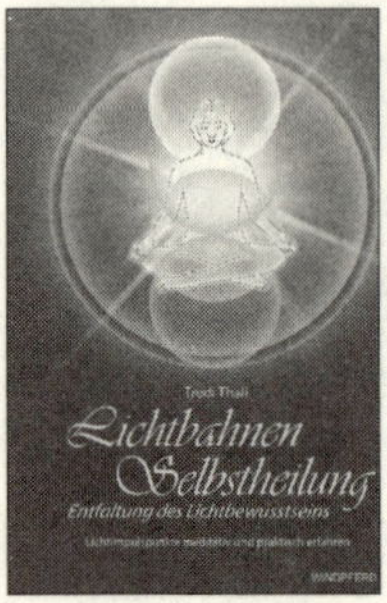

Trudi Thali

Lichtbahnen-Selbstheilung

Entfaltung des Lichtbewusstseins
Lichtimpulspunkte meditativ und praktisch erfahren

Trudi Thali ist die Begründerin der Lichtbahnen-Selbstheilung, einer Methode der energetischen Heilung durch Lösung von Blockaden. Diese Selbstheilungs-Methode arbeitet mit der Entfaltung des Lichtbewusstseins und mit Lichtimpulspunkten. Sie ist vergleichbar mit Reiki und basiert auf einem vereinfachten Meridiansystem.
Die Lichtbahnen-Heilung ist im Bereich „Energetische Heilung" ein Begriff geworden. Immer mehr Menschen praktizieren diese neue Methode mit großem Erfolg. Die Lichtbahnen oder Meridiane werden auf diese Weise von blockierter Energie befreit. Weitaus mehr Lebenskraft kann wieder ungehindert fließen.

120 Seiten · ISBN 978-3-89385-469-1 · www.windpferd.de

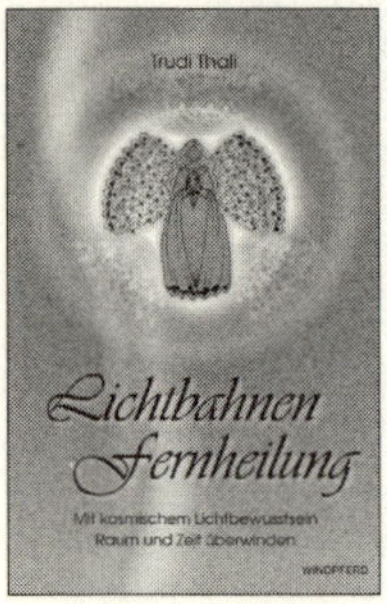

Trudi Thali

Lichtbahnen-Fernheilung

Mit kosmischem Lichtbewusstsein Raum und Zeit überwinden

In Fortführung ihrer Bestseller „Lichtbahnen Heilung" und „Lichtbahnen Selbstheilung" gibt die international tätige Therapeutin Trudi Thali faszinierende Einblicke in neue Dimensionen zur Erweiterung unseres geistigen Potenzials. Wir erlernen die Fähigkeit, mit Lichtbahnen Fernheilung Raum und Zeit zu überwinden – unendlich wertvoll in einer Gesellschaft, in der getrennt voneinander lebende Familienmitglieder und Fernbeziehungen en vogue sind. Die beliebte Heilerin gibt dem Leser mit zahlreichen Praxisbeispielen, Meditationen und Gebeten Werkzeuge an die Hand, mit deren Hilfe sich Grenzen im Lichte des kosmischen Lichtbewusstseins auflösen und Heilung geschieht.

112 Seiten · ISBN 978-3-89385-541-4 · www.windpferd.de

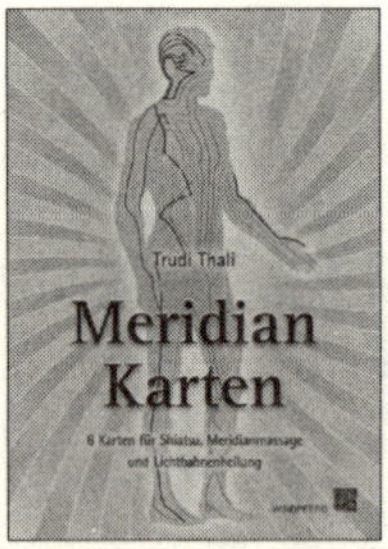

Trudi Thali

Meridian-Karten

Für Shiatsu, Meridianmassage und Lichtbahnenheilung

Die Karten dienen dem Selbststudium der Meridianverläufe sowie der begleitenden Unterstützung von Therapien, basierend auf oder ergänzend zu dem Meridiansystem der Traditionellen Chinesischen Medizin. Auf den Karten 1 bis 3 erleichtern die farbig gekennzeichneten Meridiane die Orientierung, wobei rechts unten jeweils die Shiatsu-Punkte abgebildet sind. Karte 4 zeigt alle 14 Positionen der die Meridiane umfassenden Lichtbahnenheilung und Karte 5 enthält acht Positionen der Lichtbahnen-Selbstbehandlung.

Box mit 3 Meridian-Tafeln mit Shiatsu-Punkten, 2 Lichtbahnen-Tafeln, jeweils Format A2 · ISBN 978-3-89385-422-6

Besuchen Sie uns im Internet unter www.windpferd.de